Alle Freunde der Kunst kennen die berühmteste Geschichte einer künstlerischen »Berufung«: Wie der Hirtenjunge Giotto Schafe in den Sand zeichnet und der vorüberkommende Cimabue ihn fragt, ob er Maler werden wolle. Auch Vasari erzählt diese berühmte Begegnung (von der schon Ghiberti berichtete), aber er erweitert die zustimmende Antwort des jungen Giotto um den Halbsatz »... wenn mein Vater es will«.

Paul Barolsky, der beste Vasari-Kenner, dem wir schon das Buch über die ›literarischen‹ Erfindungen Vasaris verdanken, hat diesmal die Renaissance-Vorstellungen von Vaterschaft und Familie beschrieben. Wie haben die Söhne die Väter gesehen, wie die Väter die Söhne? Wie stark empfanden sich die Künstler als Brüder oder als Familie? Wie sehr die Stifter, das Patriziat, sich als Väter der Kunst?

Mit dem scharfen Blick des Wissenschaftlers für die herzhaften Lügen Vasaris und der heiteren Gelassenheit angelsächsischer Historiker erzählt uns Barolsky wahre und erfundene Familiengeschichten.

PAUL BAROLSKY

GIOTTOS VATER

VASARIS FAMILIENGESCHICHTEN

Aus dem Englischen
von Ebba D. Drolshagen

Verlag Klaus Wagenbach Berlin

Für meine Familie und meine Freunde

INHALT

Cimabue fand Giotto, der, während seine Schafe weideten, ... ein Schaf nach dem Leben zeichnete, was ihn niemand gelehrt, sondern er nur von der Natur gelernt hatte. Cimabue blieb stehen, verwunderte sich sehr und fragte ihn, ob er mit ihm kommen und bei ihm bleiben wolle, worauf der Knabe antwortete: wenn sein Vater damit zufrieden sei, so würde er es gern tun.

Giorgio Vasari, ›Das Leben des Giotto‹

Vorwort

Dieses Buch befaßt sich, wie schon *Warum lächelt Mona Lisa?*, mit Giorgio Vasaris *Leben der ausgezeichnetsten Maler, Bildhauer und Baumeister*, einem der großen Meisterwerke der Renaissancekunst. Dabei ging und geht es mir nicht allein um die Künstler, über die Vasari schreibt, sondern auch um ihn selbst.

In *Warum lächelt Mona Lisa?* wollte ich vor allem den Blick für Vasaris hohes literarisches Können schärfen. Dabei habe ich Vasaris Verbindung zur Tradition Boccaccios untersucht, seine Rolle als Geschichtenerzähler näher betrachtet und bin letztlich zu dem Ergebnis gekommen, daß sein Buch als historischer und autobiographischer Roman verstanden werden kann. Keines meiner Bücher über Vasari hat Abbildungen, nicht, weil es mir nicht um Kunst ginge, sondern weil ich die Aufmerksamkeit meiner Leser auf Vasaris literarisches Können lenken möchte. Selbstverständlich dreht sich in den *Leben* alles um Künstler und Kunstwerke, doch dieser Aspekt hat unsere Wahrnehmung des Buches bislang so sehr beherrscht, daß er uns den Blick auf das hohe Maß an Erfundenem verstellt hat, das von Vasaris bemerkenswertem literarischen Können zeugt.

Wenn wir diesen Blick schärfen, erkennen wir in Vasari nicht nur den Historiker und Kunstkritiker, sondern auch den phantasiebegabten Schriftsteller. Leider ist Vasaris literarisches Können bis heute von seiner Funktion als Kunsthistoriker und Kunsttheoretiker überschattet. Überdies ist es durch die modernen Kriterien einer professionalisierten Kunstwissenschaft schwierig geworden, viele von Vasaris Erfindungen überhaupt als solche zu erkennen, oder – selbst wenn wir sie wahrnehmen – ihren Sinn zu verstehen. Vasaris großartige Legenden, Fabeln, Parabeln, Scherze und Anekdoten wurzeln ebenso in der Historie wie die Künstler und Kunstwerke, von denen sie erzählen. Sie verraten viel über die Ikonographie und Ikonologie der Kunstwerke, die sozialen, politischen, religiösen und kulturellen Begleitumstände der Renaissancekunst, ja über Kunstrezeption ganz allgemein – darüber nämlich, wie Giorgio Vasari auf Kunstwerke reagierte. Was diesen letzten Punkt angeht, vermitteln uns seine anschaulichen Erzählungen ein Gefühl dafür, wie Kunst ein Teil aktueller Geschichte sein kann; sie vermitteln uns ein Gefühl für die Geschichte, wie Vasari selbst sie erlebte. Wenn Literaturwissenschaftler den literarischen Wert der *Leben* bislang übersehen haben, dann, so vermute ich jedenfalls, weil sie ebenso wie die Kunsthistoriker der Meinung waren, Vasaris Buch handele im wesentlichen von Kunstwerken und Künstlern, und sich darum nicht in dessen literarische Strukturen und Tricks vertieft haben. Ich bin der Ansicht, daß Vasaris großes Buch ein Werk ist, dessen immense literarische Differenziertheit alle bisherigen Vermutungen weit übertrifft. Ich sehe auch keinen Widerspruch darin, die *Leben* sowohl als Kunstgeschichte wie auch als belletristische Prosa zu begreifen. Schließlich gehört die Fiktionalisierung zu Vasaris vorrangigen Methoden der Geschichtsschreibung. Mit einem dergestalt erweiterten Blick auf Vasari können wir über die Vergangenheit viel mehr lernen als durch die Festschreibung des Buches auf ›Kunstgeschichte‹, und wir können überdies entdecken, daß Vasari nicht nur ein Genie in der Beobachtung, sondern auch in der Schilderung von Menschen war – seien es Könige oder Prälaten, Dichter oder Pilgerer, Soldaten oder Staatsmänner, oder auch Künstler und Handwerker. Wirklich verstehen werden wir Vasari allerdings erst, wenn wir seine tiefe Menschlichkeit erkennen, sein Mitgefühl mit den Menschen und ihren Leiden, die er so anschaulich, so facettenreich und so umfassend zu schildern weiß, daß wir immer wieder zu den *Leben* greifen.

Im bibliographischen Essai am Ende von *Warum lächelt Mona Lisa?* habe ich Vasaris *Leben* mit einem weiten Land verglichen, das oft besucht wurde, von dem aber weite Gebiete noch gänzlich unerforscht sind. Zahlreiche Aspekte des Buches harren immer noch ihrer Entdeckung, und mit Entdeckerfreude habe ich mich dem Buch erneut zugewandt, um nach versunkenen Schätzen zu suchen und einige zu heben. Ich folge dabei im wesentlichen der Anordnung der Viten, wie sie Vasari vorgibt, denn ich hoffe, meinen Lesern auf diese Weise zeigen zu können, wie sie Vasari Seite für Seite mit mehr Gewinn lesen können.

In *Giottos Vater* führe ich die Untersuchung einiger Motive der *Leben* fort, die ich schon in anderen Arbeiten, darunter *Warum lächelt Mona Lisa?*, erwähnt habe, die ich hier aber deutlicher zeigen und detaillierter ausführen möchte: Vasaris Liebe zur Sprache, seine Typologie der Künstler, seine Treue zur ›patria‹, seine Hingabe und tiefe Zuneigung zu den Künstlern, über die er schreibt.

Der Titel meines Buches verweist allerdings auf ein wesentliches Thema der *Leben*, das ich in anderen Veröffentlichungen nur beiläufig erwähnt habe: die Rolle der Familie in der Renaissancegesellschaft sowie die Tatsache, daß Vasaris Geschichtsmodell zutiefst von seinem Ideal der Familie geprägt ist. Viele Künstler sind Väter, Söhne oder Brüder von Künstlern, und darauf aufbauend, sieht Vasari die Geschichte der Kunst und ihre Genealogie als Familienstammbaum. Für ihn gleicht die Liebe zwischen Künstlerkollegen auch dann der Liebe des Vaters, Sohnes oder Bruders, wenn die Künstler nicht blutsverwandt sind. Seine Vorstellung von der Familie der Kunst ist von der Genealogie adliger Familien nicht zu trennen, und wie diese reichen auch die Wurzeln der Familien, die Vasari in der Kunst schafft, weit zurück in die Genealogien der berühmten Familien aus der Antike und der Bibel. Uns entgeht allzuoft, auf welche Weise Vasari Familiengeschichten erfindet (und dabei auch schon mal komplette Adelslinien aus dem Hut zaubert), um seiner Geschichtsdarstellung mit Hilfe des Renaissance-Ideals der unbedingten Loyalität und Ergebenheit gegenüber der Familie mehr Poesie zu verleihen. Ich möchte zeigen, daß sich solche Familiengeschichten und Familienromane als roter Faden durch das Buch ziehen, und sie mit anderen Aspekten von Vasaris Erfahrung und Kultur verbinden. Ganz besonders interessant finde ich dabei, auf welche Weise Vasari seine eigene Familiengeschichte darstellt und wie diese Familiengeschichte mit den Familiengeschichten seiner Zeitgenossen Cellini, Bandinelli und Michelangelo zusammenhängt.

Es wird oft behauptet, daß Kunsthistoriker die Kunstwerke allzu leichtfertig von ihrem Kontext trennten, und die gegenwärtige Woge kontextueller Studien (in gewisser Hinsicht vergleichbar mit dem parallelen Phänomen des ›New Historicism‹ in den Literaturwissenschaften) ist eine Reaktion auf die abstrahierenden Tendenzen des Formalismus, der Ikonographie und der theoretischen Studien. Bei Vasari finden wir jede Art von Beobachtung, angefangen bei den Techniken und der praktischen Ausübung der jeweiligen Künste, bis hin zu ihren vielen Bedeutungen und ihrem Stellenwert in Gesellschaft und Politik – all das erfahren wir quasi nebenbei, wenn er seine eng verflochtenen persönlichen, familiären, politischen und religiösen Erfahrungen beschreibt. Es gibt keinen zweiten Schriftsteller auf dem Gebiet der Kunst – weder

Plinius noch Ghiberti, weder Bellori noch Reynolds, weder Diderot noch Winckelmann, nicht die Goncourts und Pater, nicht einmal professionelle Kunsthistoriker, einschließlich der Marxisten, die häufig die Familiengeschichte übersehen –, der uns ein so detailliertes und vielseitiges Portrait der Kunst böte wie Vasari! Es kann keine schlüssige, lückenlose Interpretation der *Leben* geben, aber ich hoffe, mit meinen Arbeiten über Vasari, also auch mit diesem Buch, den Leserinnen und Lesern eine Vorstellung davon geben zu können, welch immenser Reichtum in Vasari verborgen liegt.

Bevor wir uns auf die Erkundungsreise in die *Leben* begeben, möchte ich meine Entscheidung erläutern, den Text nicht mit Fußnoten zu befrachten. Allzuoft lesen wir aus dem Kontext gerissene Zitate aus Vasaris *Leben* und begreifen deren tieferen Sinn nicht, daher möchte ich Fachleute ebenso wie interessierte Laien dazu ermuntern, Vasaris Buch von vorn bis hinten durchzulesen, da man so die Beziehungen der Teile zum Ganzen erkennen und würdigen kann, die andernfalls unbemerkt blieben. Ich wünsche mir, daß Vasari in Zukunft viel gründlicher gelesen wird als bisher, aber solange die Renaissance-Experten weiterhin die ewig gleichen Vasari-Zitate voneinander abschreiben, wird die Wahrnehmung von Vasaris *Leben* auf bedauerliche und unnötige Weise eindimensional bleiben.

Dieses Buch ist keine Sozialgeschichte im engeren Sinn, doch sehe ich es als Beitrag zur Sozialgeschichte der Renaissance, da Vasaris Beschäftigung mit Familienbeziehungen, realen wie fiktiven, um die es im folgenden gehen wird, nicht nur etwas über die Lebensformen der Renaissance im allgemeinen verrät, sondern auch darüber, welche Vorstellungen und Werte ein bestimmter Mensch mit ›Familie‹ verband. Vasaris Buch ist daher auch, wenngleich nicht auf den ersten Blick erkennbar, eine Abhandlung über die Familie, über Familienideale und -werte, ebenso fein differenziert wie Albertis *Della Famiglia.* In meinen Betrachtungen über die Familie bei Vasari habe ich von einer ganzen Generation von Historikern profitiert, die sich diesem Thema gewidmet haben (auch wenn keiner Vasaris auffallend vernachlässigtes Werk berücksichtigte). Es sind so viele, daß der Platz nicht ausreicht, alle namentlich aufzuführen, besonders hervorheben aber möchte ich Marvin Becker, Gene Brucker, Richard Goldthwaite, David

Herlihy, William Kent, Christiane Klapisch-Zuber und Lauro Martines. Ihnen ging es um die Realität des Familienlebens, mir geht es um die Familie als Fiktion, und ich vertrete die Auffassung, daß wir mittels dieser Fiktionen viel über die Familie erfahren können. Wenn wir von der Annahme ausgehen, daß Vasaris Vorstellungswelt von den tatsächlichen Gegebenheiten des Familienalltags geprägt wurde, dann enthüllt sein Buch, welche Form seine Phantasie diesen Gegebenheiten gab – es sind Geschichten über Vater-Sohn-Beziehungen, über Familienfinanzen, über Beerdigungen und Gräber, über Mitgift und Erbschaften, über erdichtete Genealogien, und sie alle leisten ihren Beitrag zu Vasaris groß angelegter Geschichte von Künstlern als Angehörigen einer weitverzweigten Familie, die den Staat ebenso widerspiegelt wie die Kirche.

Danksagung

Ich stehe tief in der Schuld einiger Freunde und Kollegen, die mir mit Zuspruch, Vorschlägen und mannigfacher Hilfe zur Seite standen. Ich danke vor allem: Anne Barriault, Bruce Cole, Jessica Feldman, Sydney Freedberg, Cherene Holland, Joy Kenseth, Andy Ladis, Norman Land, Cecil Lang, Ralph Lieberman, James Mirollo, Gail Moore, Elizabeth Pilliod, Pat Rubin, Kathy Schrader, David Summers, Bill Wallace und Philip Winsor. Meine Familie hat, wie immer, meine Arbeit auf vielfältigste Weise unterstützt; ja, sie hat mich sogar zu diesem Buch angeregt. Ich danke auch der John Guggenheim Memorial Foundation sowie der University of Virginia für ihre großzügige Unterstützung.

DAS LEBEN DES CIMABUE

Vasaris Buch beginnt mit der Vita des Cimabue. Bei der ersten Lektüre wirkt sie nicht außergewöhnlich, doch ein genauerer Blick auf Struktur und implizite Behauptungen fördert viel Unerwartetes sowohl über diese spezielle Biographie als auch über die *Leben* im allgemeinen zutage. Ich habe mich bereits verschiedentlich über Cimabues Lebenslauf geäußert, unter anderem in dem Buch *Warum lächelt Mona Lisa?* Hier nun möchte ich diese früheren Beobachtungen in einen Zusammenhang stellen, da ich glaube, beispielhaft demonstrieren zu können, wie man eine einzelne, typische Vasari-Biographie lesen sollte – eine, die die Bühne für alle folgenden Viten freigibt.

In der Regel lesen wir Vasaris Biographien um ihrer historischen Informationen willen und auch, um die Fehler des Verfassers im Licht moderner Forschung zu korrigieren. Wenden wir uns einigen Gemälden zu, von denen Vasari behauptet, sie stammten von Cimabue. Er erwähnt dessen bekanntes *Kruzifix* für Santa Croce sowie seine *Madonna mit Kind* für Santa Trinita, und er richtet die Aufmerksamkeit auch auf dessen wichtige Arbeiten anläßlich der Ausschmückung der Basilika des Heiligen Franz in Assisi. Hier nun schreibt er Cimabue mehr als die von ihm geleistete Arbeit zu, unter anderem einen Teil jener Arbeiten, die von dem anonymen Meister der San Francesco Legende sowie dem sogenannten Isaak-Meister stammen. Vasari schreibt Cimabue außerdem das Altargemälde von Santa Cecilia zu, das heute als Werk des anonymen Meisters von Santa Cecilia gilt, und er vermutet, Duccios Madonna in der Kapelle Rucellai in Santa Maria Novella sei ebenfalls von Cimabue gemalt. Diese Fehlzuschreibungen sind *per se* interessant, denn sie sind zwar falsch, verweisen aber auf die stilistische Nähe der verschiedenen Meister des späten Duecento.

Wir lesen Cimabues Leben auch wegen der allgemeinen Kommentare über die Maniera, den Kunststil seiner Zeit. Vasari erwähnt Cimabues Ausbildung im byzantinischen Stil, dem Stil der ›Greci‹, der noch ›goffo‹ oder plump war. Vasari grenzt Cimabue gegen jene ab, von denen er lernte, indem er sein Zeichnen nach der Natur (›di natura‹) erwähnt, seine *viel bessere Erfindung* (›migliore invenzione‹), sein größeres Zeichentalent (›disegno‹) sowie seine Farben, die wegen ihrer Frische oder ›freschezza‹, besonders bei der Wiedergabe von Hauttönen, bemerkenswert waren. Er lobt an Cimabue auch die schönen Posen (›attitudini‹) seiner Figuren sowie ihre ›arie‹, und verweilt lange bei der besonderen Wirkung von Cimabues Gewändern und deren Faltenwurf, jenen ›pieghe de' panni‹, die jetzt lebendiger, ›vive‹, seien, weicher oder ›più morbide‹.

Eine tiefere Bedeutung aber erhält Vasaris Biographie durch ihren allegorischen Rahmen. Er sagt, Cimabue sei nach einer ›Flut des Übels‹ gekommen, was an die Sintflut denken läßt. Wenn er im nächsten Satz schreibt, Cimabue habe in der Kunst der Malerei das ›erste Licht‹ wiedererweckt, spielt er auf den Namen des Künstlers an – Giovanni – und verbindet ihn so mit dem Täufer, mit dem Licht in der Wüste, der das Kommen des Wahren Lichts prophezeite. Vasari spinnt dieses Motiv weiter aus und sagt über Cimabues Arbeiten in Assisi, sie seien ein Licht oder ›lume‹ in einer Finsternis (›tenebre‹) gewesen, als die Malerei noch ›in Blindheit‹ gelegen habe. Gleichwohl bildete Cimabue den Hintergrund für Giottos Glanz, der ein größeres Licht als sein Lehrer und dessen Ruhm ein ›splendore‹ war. Giotto verdunkelte (›oscurò‹) Cimabue letztlich, stellte ihn in den Schatten. Wir sehen also, daß Vasaris Konzept von Hell und Dunkel, von ›chiaro‹ und ›scuro‹, nicht ausschließlich ästhetisch ist, es ist vielmehr religiös aufgeladen, mit der Bedeutung eines spirituellen Lichts, das aus der Dunkelheit der Sünde oder der spirituellen Unvollkommenheit auftaucht.

Vasaris Auffassung, Giotto habe Cimabue in den Schatten gestellt, fußt auf Dantes berühmter Zeile im XI. Gesang des Purgatorio, wo es heißt, Giotto habe den Ruhm Cimabues überschattet. Vasari ergänzt Dante mit einem Zitat aus einem Kommentar zur *Göttlichen Komödie*, der von Cimabues ›Stolz‹ spricht. Eine solche Sündhaftigkeit muß bereinigt werden, meint Vasari, und folgt darin Dante, erst dann kann der Künstler in seiner Kunst Vollkommenheit erlangen. Diese Vollkommenheit wird schließlich von Michelangelo erreicht werden, der auf angemessene Weise demütig ist, dessen Sixtinische Decke, apokalyptisch, eine ›lucerna‹ oder Leuchte der Malerei ist. Doch wenn Vasari sagt, die Malerei vor Cimabue sei ›più tosto perduta che smarrita‹ gewesen – eher verloren als verwirrt – schreibt er in der Sprache Dantes, denn auch er war ›verwirrt‹, als er in das Reich der verlorenen Seelen, der ›perduti‹, hinabstieg.

Vasari führt diese spirituelle Vorstellung vom Fortschritt der Kunst weiter aus, indem er von Cimabues ›Wiederbelebung‹ der Kunst als spiritueller Erneuerung spricht. Cimabue verweist bereits auf das Kommen Giottos, der, mit des Himmels Hilfe (›aiutato dal Cielo‹), höher (›più alto‹) hinausgelangte und all jenen das Tor der Wahrheit (›la porta della verità‹) öffnete, dank derer die Kunst zu Vasaris Lebzeiten zu ›Größe‹ und ›Vollendung‹ gelangen sollte. Diese vollkommene Kunst war nichts weniger als ein ›Wunder‹. Vasaris Vorstellung vom künstlerischen Schaffen als steter Annäherung an die Pforte der Wahrheit oder des Paradieses ist ebenso dantesk wie biblisch.

Wenn Vasari über diese gen Himmel gewandte Reise schreibt, denkt er nicht nur an Dante und an die Bibel, er beschwört diese Wallfahrt auch in dem Bild der streitenden und triumphierenden Kirche in Santa Maria Novella. Nach seiner theologischen Vorrede kommt er auf das Fresko zu sprechen und behauptet, auf diesem Bild, das er Simone Martini zuschreibt (und das moderne Kunsthistoriker für ein Werk von Andrea da Firenze halten), befinde sich ein Portrait Cimabues. Das Fresko zeigt den Weg der Seele von der irdischen Stadt durch einen irdischen Garten oder ›paradiso‹ hinauf ins himmlische Jerusalem. Hier sehen wir die ›beati‹ oder die Seligen als Kinder dargestellt, jene, die ›wiedergeboren‹ werden, wenn sie durch das Himmelstor, ›la porta della verità‹ hindurchschreiten. Sie sind die ›pueri‹ oder Kinder der Bibel, denen das Himmelreich gehören wird. Diese Himmelspforte des Freskos hatte Vasari bereits klar vor Augen, als er, kurz zuvor, davon sprach, Giotto, der auf Cimabue folgte, habe die Pforte der Wahrheit geöffnet.

Was tut Vasari hier? Er benutzt das große Fresko in Santa Maria Novella als Symbol für die spirituelle Reise der Kunst – als gemalte Bibel oder visuelle Darstellung des Aufstiegs des Künstlers gen Himmel. Wir nennen das Fresko heute *Die triumphierende Kirche*, Vasari aber sprach von der ›storia della fede‹, der Geschichte des Glaubens, und lenkt damit unseren Blick darauf, wie wichtig Treue und Hingabe für die Reinigung oder Erneuerung der Kunst sind, für das, was er ›rinnovazione‹ nennt. Für Vasari basiert also die Vorstellung von ›Renaissance‹ vor allem auf jener Vorstellung von spiritueller Erneuerung, die er in der Bibel findet, und er hilft uns, dies selbst zu erkennen, indem er uns die Allegorie des Freskos vor Augen führt, in dem angeblich Cimabues Portrait erscheint. Die

Seelen, die das Himmelstor durchschreiten, sind weiß gekleidet, in der Farbe der Reinheit, und wirken neben Petrus wie Zwerge, da der Maler ihr kindgleiches Wesen betonen oder sichtbar machen wollte und so die Metapher des Evangeliums umsetzt, daß die Gläubigen als Kinder in Christus wiedergeboren werden. Wenn wir darüber nachdenken, welche Vorstellung Vasari von der spirituellen Bedeutung des Freskos hatte, verstehen wir nicht nur, zu welchem allegorischen Zweck er sich des Bildes bedient, wir verstehen auch, warum der Maler die Seligen beim Eintritt in den Himmel verkleinert oder als ›pueri‹ malt, die das Reich Gottes erben werden. Für Vasari ist dieses Fresko des Glaubens, das sich auf die Bibel bezieht, eine ins Winzige verkleinerte Landkarte der gewaltigen und mühevollen Reise des suchenden Künstlers von Cimabue bis Michelangelo, es zeigt das ständige Streben der Seele nach Vollkommenheit.

CIMABUES FAMILIE

Wenn Vasari das Fresko in Santa Maria Novella zu einem Symbol der spirituellen Geschichte macht, die die Kunstgeschichte als solche durchdringt, und wenn er behauptet, Cimabue sei in dem Fresko verewigt, spielt er auf ein Motiv an, das zu Beginn der Lebensgeschichte des Malers als Teil der Familienlegende des Künstlers eingeführt wird. Vasari erzählt uns, Cimabue entstamme der ›edlen Familie der Cimabui‹ und sein Vater habe ihn für so intelligent gehalten, daß er ihn zu einem Meister, einem ›Verwandten‹, zum Studium der Grammatik nach Santa Maria Novella schickte – just an den Ort jenes Freskos, auf dem der Maler später angeblich zu sehen sein wird. Die Schule von Santa Maria Novella war ein angesehenes Zentrum theologischer Lehre. Dem Fresko mit dem vermeintlichen Cimabue-Portrait unmittelbar gegenüber befindet sich ein weiteres Fresko, das eine ›summa‹ der christlichen Lehre zeigt. Vasari verbindet Cimabue also mit einem berühmten Zentrum der Theologie und einer bedeutenden Dominikaner-Kirche, die aufgrund ihrer Ausschmükkung durch Cione, Masaccio, Ghirlandaio, Filippino Lippi und andere zu den Zentren der Florentiner Kirchenkunst zählt.

Doch verlieren wir Vasaris Familienroman nicht aus dem Blick. Er gibt vor, Cimabue habe in Santa Maria Novella seine Studien vernachlässigt, um den ›griechischen‹ Künstlern, die dort arbeiteten, zur Hand zu gehen. Vasari behauptet weiter, Cimabues Vater sei sehr bald zu dem Urteil gelangt (›giudicato dal padre‹), daß es für Cimabue das Beste sei, bei diesen Künstlern in die Lehre zu gehen. Cimabues imaginärer Vater ist ein idealer Vater, der erkennt, wie wichtig die künstlerische Neigung seines Sohnes ist. Er ist der Urahne all jener Väter, die Vasari für das liebende Verständnis loben wird, das sie dem künstlerischen Talent ihrer Söhne entgegenbringen, Vasaris eigener Vater eingeschlossen. Cimabues Vater unterscheidet sich damit von Michelangelos Vater, der ihn als Jungen schlug, wenn er zeichnete, und von Cellinis Vater, der Benvenuto quälte, indem er versuchte, ihn von der Ausübung seiner Kunst abzubringen. Cimabue machte seinem Vater wie auch seinem Vaterland Ehre, ›onorò la sua patria‹. Stabreimend sagt Vasari, Cimabues Gemälde bezeugten seine Ehre: ›fanno fede in Fiorenza‹.

Wenn Vasari sagt, Cimabues Werke begründeten seinen Ruhm, verweist schon die Wahl des Wortes ›fede‹ oder Glauben auf seine Behauptung, Cimabues Portrait erscheine in dem Fresko, das die Geschichte der ›fede‹ illustriert. Das ›Bekenntnis‹ zur Malerei ist für Vasari ein Bekenntnis zum Glauben, daher ist es signifikant, daß Vasari deren Ursprung in ein theologisches Zentrum von Florenz verlegt. So verknüpft er Familiengeschichte, Stadtgeschichte und Religionsgeschichte auf das engste mit Biographie.

Vasari zieht Santa Maria Novella auch heran, wenn er von dem großartigen Altar berichtet, der dort zwischen der Kapelle Rucellai und jener des Bardi di Vernio steht. Die Madonna Rucellai wird heute im allgemeinen Duccio zugeschrieben, doch angesichts der Nähe von Duccios und Cimabues Stil ist Vasaris Zuschreibung bemerkenswert treffend. Unsere Aufmerksamkeit soll hier allerdings weniger dieser Zuschreibung als vielmehr der Bedeutung des Sujets sowie dem Stellenwert gelten, den Vasari ihm beimißt.

Vasari verweilt bei dem Motiv der Madonna mit Kind und spinnt dabei eine Fabel über die ursprüngliche Rezeption des Gemäldes. Er behauptet, das heilige Bild habe bei den Florentinern solche Bewunderung oder ›meraviglia‹ ausgelöst, daß man es mit ›vieler Pracht und Trompeten in feierlicher Prozession‹ zur Kirche getragen habe. Diese Geschichte klingt durchaus wahr, da Duccios *Maestà* in einer solchen Prozession in die Kathedrale von Siena getragen wurde, wie ein berühmtes Dokument beweist: ›Und sie begleiteten besagtes Bild hinauf zum Dom, machten eine Prozession um den Campo, wie es Sitte ist, alle Glocken läuteten freudig, in Ehrerbietung vor einem so edlen Bildnis wie diesem.‹ Vasari verleiht seinem Bericht scheinhistorische Autorität, wenn er Quellen fälscht und behauptet, man lese ›in einigen Nachrichten von alten Malern‹, daß König Karl der Ältere von Anjou durch Florenz kam, und obwohl bis dahin noch niemand das Gemälde gesehen habe (›per non essere ancora stata veduta da nessuno‹) sei es dem König gezeigt worden. Daraufhin ›eilten alle Herren und Damen von Florenz in größtem Putz und Gedränge‹ herbei, um es unter großen Festlichkeiten mit ihm zu betrachten.

In Vasaris Fiktion gehört das Bild der Madonna mit Kind zur Neuinszenierung der Erscheinung des Herrn vor den Heiligen Drei Königen, in welcher ein zeitgenössischer König in einer modernen Epiphanie vor dem Bilde Jesu erscheint. Vasari verleiht dieser Fabel noch größeres Gewicht, indem er behauptet, die Freude oder ›allegrezza‹ der Florentiner sei so groß gewesen, daß der Ort, an dem sie Cimabues Gemälde sahen, fortan den Namen Borgo Allegri trug. Vasari erschafft das Wortgemälde einer ästhetischen Epiphanie, das fraglos von Gemälden der Erscheinung des Herrn inspiriert war – damit verwischt er die Grenzen zwischen ästhetischer und religiöser Erfahrung, wie er es auch tut, wenn er schildert, wie die Werke von Cimabue und anderen ›mit Verehrung‹ betrachtet wurden. So trägt er zur Stadtgeschichte bei, und der kundige Leser erkennt, daß Vasari, wenn er Cimabues Gemälde mit dem Stadtteil Borgo Allegri verbindet, das Gemälde auch in die Nähe des größten Künstlers in Vasaris *Viten* rückt, Michelangelo. Vasaris Geschichte erstreckt sich, wie er anfangs sagt, ›da Cimabue insino a'tempi nostri‹ – und das heißt, bis zu Michelangelo. Die Freude jener, die Cimabues Bild sahen, verweist auf die ›felicità‹ derer, die in späterer Zeit Michelangelos bedeutende Werke betrachteten und ›beati‹, selig waren.

Besonders bemerkenswert an Vasaris Darstellung der Madonna Rucellai für Santa Maria Novella und der dortigen ›storia della fede‹ mit dem angeblichen Cimabue-Portrait ist die Art, wie er Kunstwerke, selbst deren Ikonographie und Ort einsetzt, um die

Person der jeweiligen Biographie zu charakterisieren. Mit dem Fresko der ›Geschichte des Glaubens‹ überhöht Vasari die Bedeutung Cimabues in der Geschichte der Florentiner Kunst. Wenden wir uns also nochmals diesem Fresko zu.

CIMABUE ALS ARCHITEKT DER STADT

Wenn Cimabues Anfänge in Santa Maria Novella liegen, wie Vasari sich ausmalt, liegt sein Ende in Santa Maria del Fiore, wo er, wie Vasari behauptet, bestattet wurde. Diese Kirche war der Bestattungsort der berühmtesten Florentiner, darunter Giotto und Brunelleschi, und Vasari ergänzt das Bild dieses Ortes als Pantheon von Florenz, indem er Cimabues Beisetzung dorthin verlegt. Er erfindet auch eine Inschrift für dessen angebliches Grabmal – er behauptet, einer der Nini habe sie verfaßt und dafür die lateinische Übersetzung eines Verses von Dante über Cimabue benutzt, nach dessen Meinung dieser in der Malerei unangefochten das Feld behauptete: ›Credidit ut Cimabos picturae castra tenere.‹ Entscheidend ist hier die Berufung auf Dante, da Vasari vorgibt, Cimabue (der allen Quellen zufolge 1302 noch lebte) sei 1300 gestorben. Dieses Jahr ist als Jubeljahr von Bedeutung, aber für die Florentiner ist es auch das Dante-Jahr, das Jahr seiner *Göttlichen Komödie*. Wir wissen, daß Vasari Santa Maria del Fiore mit Dantes *Göttlicher Komödie* assoziierte, denn er zitiert ein Gedicht, das in der Sprache von Dantes *Paradiso* beschreibt, wie die Kuppel ›di giro in giro‹, Kreis um Kreis, immer höher wachse. Brunelleschis Kuppel, so Vasari weiter, basiere auf dem Entwurf von Arnolfo di Cambio, der Vasari zufolge, ein Vorfahre Brunelleschis war. Darüber hinaus verknüpft Vasari Cimabue mit diesem Arnolfo (und mit Dante), wenn er in Arnolfos Biographie schreibt, der Architekt sei, wie Cimabue, im Jahr 1300 gestorben – während er, wie wir wissen, im März 1302 starb. Doch damit nicht genug. Vasari macht uns ferner glauben, Cimabue habe aufgrund seines ›berühmten Namens‹ mit Arnolfo an eben jener Kirche gearbeitet, in der er angeblich beerdigt wurde, an jenem Bauwerk, das mit Dantes Paradies ebenso verbunden war wie mit dem Ruhm der Stadt.

Vasari rückt Cimabue aus mehreren Gründen in die Nähe Arnolfos – vor allem, weil er eine Vorstellung von Cimabues Platz in der spirituellen und städtischen Geschichte der Kunst hat, die er mit der ›Geschichte des Glaubens‹ verbindet. Die in diesem Fresko abgebildete Kirche, die Vasari als ›universale Kirche‹ bezeichnet, sei, wie er ausdrücklich sagt, übereinstimmend mit Arnolfos Entwurf des Doms dargestellt, wozu natürlich auch die Kuppel gehört, die sein Nachfahre Brunelleschi später imitierte. In Vasaris Fiktion wirkt Cimabue der Architekt, in Zusammenarbeit mit Arnolfo, am Bau des Florentiner Doms mit, der das Vorbild für jene ›universale Kirche‹ ist, neben der er in dem Fresko erscheint. Es überrascht nicht, daß Vasari uns später in Simone Martinis Biographie erzählt, auch Arnolfos Portrait erscheine in dem Fresko, auf dem Cimabue verewigt sei. Vasari baut langsam seine Geschichte der Beziehungen von Künstlern auf, die zur größeren Gemeinschaft aller Florentiner gehören, von Künstlern, die durch Blutsverwandtschaft (Arnolfo und Brunelleschi) oder durch Ausbildung und gemeinsames Arbeiten (Arnolfo und Cimabue) miteinander verbunden sind.

FLORENZ UM DAS JAHR 1300

Wenn Vasari von Arnolfos Tod im Jahre 1300 berichtet, fügt er erläuternd hinzu, dies sei die Zeit von Giovanni Villani gewesen. Dabei denkt er vermutlich an Villanis symbolische Behauptung, wonach ihm 1300, im Jubeljahr, die Inspiration zu seiner Chronik gekommen sei, während man heute davon ausgeht, daß der überwiegende Teil seines Buches erst einige Jahrzehnte später seine endgültige Form erhielt. Vasari verknüpft mehrere bedeutende Personen, deren besondere Leistungen durch das Jahr 1300 symbolisiert werden: Cimabue, Giotto, Arnolfo, Dante und Villani.

Er spinnt die Geschichte weiter aus, ja schreibt seine eigene Universalgeschichte, indem er, neben den Bildnissen von Arnolfo und Cimabue, weitere Portraits in das Fresko der ›Geschichte des Glaubens‹ hineininterpretiert, die die historische Bedeutung des Jahres 1300 veranschaulichen. Nicht nur habe Simone Martini, dem er das Fresko zuschreibt, sich darin selbst portraitiert, sondern überdies auch seinen Freund Petrarca sowie dessen Geliebte Laura. Desweiteren phantasiert Vasari Papst Benedikt X. da Treviso in das Fresko hinein und sieht in der Gestalt daneben Kardinal Nicola da Prato. Und er behauptet, in dieser stolzen Schar sei auch der Herr von Poppi, Graf Guido Novello, abgebildet. Solche erfundenen Portraits sind charakteristisch für Vasaris Beschreibungen von Gemälden. Hier liegen auch die Ursprünge vieler seiner eigenen Künstlerportraits, die er in die *Vite* aufnimmt, und mit denen er uns lebhafte Bilder berühmter Florentiner der Vergangenheit liefert. Indem er behauptet, all diese bedeutenden Persönlichkeiten aus der Zeit um 1300 seien in Beziehung zur ›universalen Kirche‹ dargestellt, schreibt er seine eigene ›Universalgeschichte‹, in der er seine Personen ausgehend von einem konkreten historischen Zeitpunkt in der Ewigkeit ansiedelt. Als Allegorie des Glaubens ist das Fresko von Santa Maria Novella mit all diesen phantasierten Portraits auch ein idealisiertes Portrait der Stadt Florenz – symbolisiert durch die darin vorkommenden Würdenträger von Kirche und Stadt. In Vasaris Vision vom Staatskörper, der mit der wirklich existierenden Kirche harmonisch verbunden ist, haben Maler und Dichter ihren Platz in der größeren Gemeinschaft kommunaler Honoratioren und kirchlicher Würdenträger.

DER FAMILIENSTAMMBAUM DER KUNST

Die Geschichte von Florenz ist, wie Historiker uns so anschaulich lehren, die Geschichte von Familien – der Alberti, Strozzi, Pandolfini, Gondi, Martelli, Albizzi, Sassetti und vor allem der Medici. Die Geschichte der Stadt ist eine Geschichte der Heirat unter Familien, der Protektion, des Patrimoniums und der Macht. Die Sprache der Familie, die diese Realität widerspiegelt, spielt in Vasaris Buch eine bedeutende Rolle. Er spricht von Förderern oder ›padroni‹, die er mit den ›patriarchi‹ des Alten Testaments, den Patriarchen der ›patria‹ vergleicht. Die Terminologie der Familie durchzieht seine Beschreibungen der Kirche – der ›frati‹, ›suore‹ und ›padri‹, des alles dominierenden ›Heiligen Vaters‹ oder

Papstes. Am durchgängigsten ist dieses Vokabular sicherlich in seinen Passagen über die geweihteste aller Familien, die Heilige Familie: ›Dio Padre‹, ›Vergine Madre‹ und ›Figliuolo‹.

Vasaris Vorstellung von der Familie des Künstlers hängt eng mit seiner Vorstellung jener vornehmen Familien zusammen, die das Gemeinwesen bilden und die Förderer der Künstler sind. Ebenso viel verdankt sie den Idealen der biblischen Familien und der kirchlichen Familienmetaphorik. Vasaris Vorstellung vom Gemeinwesen als Verbindung von ›chiesa› und ›stato‹, ist ebenso von den Idealen der Familie geprägt, von Dantes Begriff der ›umana famiglia‹, wie seine Auffassung vom Künstler als Teil dieser Gemeinschaft. Die Genealogien der vornehmen Florentiner Häuser, dem Patriarchat des Alten Testaments nachempfunden, sind ein wichtiges Vorbild für Vasaris Vorstellung von der Geschichte der Kunst als solcher: Sie ist eine Genealogie von Künstlern, echten wie erfundenen. Diese Familien von Künstlern gehören der größeren Familie des Stadtstaates Florenz an. Daher ist es angemessen, daß Arnolfo und Cimabue neben weltlichen und geistlichen Adligen in der ›Geschichte des Glaubens‹ stehen, denn das Fresko ist ein Idealbild der Republik Florenz.

Im Zusammenhang mit Arnolfos Portrait in der ›Geschichte des Glaubens‹ erwähnt Vasari, auch Arnolfos Vater Lapo sei dort zu sehen. Wer ist Lapo? In Vasaris Arnolfo-Biographie ist Lapo eine im wesentlichen erfundene Gestalt, die in der Toskana und anderen Gegenden Italiens Werke geschaffen haben soll. Er arbeitete für Päpste, Kardinäle und Fürsten, für die bedeutenden Persönlichkeiten seiner Zeit. Der fiktive Lapo ist eine Gestalt, deren Lebensweg erfunden wurde, um jene Werke zu erklären, die vor Arnolfos Zeit entstanden.

Vasari berichtet, Florenz sei immer Lapos ›fester Wohnort‹ gewesen, und er habe ›seinen Sohn Arnolfo nicht minder als Erben seiner Kunst denn seines Vermögens‹ hinterlassen. Nach dem Tod des Vaters, fährt Vasari fort, habe Arnolfo ›in großem Ansehen‹ gestanden und sich den Ruf des ›besten Baumeisters in Toskana‹ erworben. Gerade so, wie die Größe der Florentiner Architektur auf dem Fundament von Arnolfos Leistung gründet, gründet Arnolfos guter Ruf, wie Vasari nachdrücklich betont, auf den Leistungen seines Vaters. Der mythische Lapo ist der große Patriarch oder Ahnherr der Florentiner Baukunst.

Arnolfo war zwar in Wirklichkeit Arnolfo di Cambio, Arnolfo der Sohn des Cambio, aber Vasari wollte, daß er der Sohn des erfundenen Lapo sei, um ihn, wenn auch nur im Geiste, über Lapo mit dem vornehmen Haus des Lapi Ficozzi verbinden zu können. ›Es heißt‹ (›dicesi‹), schreibt Vasari, Arnolfo habe in einem Fries mehrere Feigenblätter (›foglie di fico‹) angebracht, die, so Vasari, in ›seines Vaters, Meister Lapos, Wappen‹ waren. Folglich könne man meinen (›perciò si può credere‹), die ›edle Familie der Lapi zu Florenz stamme von ihm‹. Die Feigenblätter sind das Emblem der Lapi, und die Lapi sind die Lapi Ficozzi.

Vasari schmückt seine Fiktion von Arnolfos Familie weiter aus, indem er sagt, nach Ansicht mancher sei Filippo di Ser Brunelleschi ein Nachkomme Arnolfos. Vasari möchte Brunelleschi mit Arnolfo verbinden, da Filippo die Kuppel des Doms vollendete, deren ursprünglicher Entwurf von Arnolfo stammte. Die Genese eines Kunstwerkes wird zur Grundlage einer Familiengenealogie, bzw. eines Stammbaums – der in diesem speziellen Fall ein Feigenbaum ist. Obwohl er es nicht sagt, schöpft Vasari aus Antonio Manettis Brunelleschi-Biographie, in der es heißt, Filippo stamme sowohl von den Lapi als auch von der Figherolo-Familie ab, die ursprünglich aus dem Tal des Po stammte. Wir wissen, daß Vasari hier Manetti im Sinn hatte, weil er hinzufügt, daß ›viele wiederum glauben‹, die Lapi seien Abkömmlinge jener Familie, die aus Figaruolo, einem ›Schloß an der Mündung des Po‹ stammte. Vasari verlegt Brunelleschis Genealogie einfach zurück in Arnolfos Leben.

Dabei verwandelt er Figherolo in Ficozzi und macht den Namen Lapi zum Ursprung des Namens von Arnolfos Vater, Lapo – schon hat er die beiden Künstler, Arnolfo und Brunelleschi, in eine gemeinsame Familiengeschichte eingebunden. Vasari bezieht sich sogar in seiner Brunelleschi-Biographie erneut auf diese Genealogie, wenn er sagt, Filippo sei 1423 in den Büchern der Stadt als Ser Brunellescho Lippi geführt worden, so genannt nach ›Lippo‹, seinem ›avolo‹ oder Großvater, und nicht Lapi, ›wie hätte geschehen sollen‹. Wir können uns durchaus darüber amüsieren, wie Vasari hier seine Phantasie in den Dienst seiner Genealogie der Kunst stellt, aber sind solche Phantasien nicht auch am Werk, wenn die Genealogien adliger oder königlicher Familien deren Wurzeln bis ins antike Troja oder bis zu den Patriarchen des Alten Testaments zurückverfolgen? Bevor wir uns von Arnolfos Vater verabschieden, sollten wir noch einen Blick auf seinen Namen und dessen biblische Implikationen werfen.

DIE GESCHICHTE JAKOBS

Vasari erzählt uns – dieses Detail sollten wir nicht allzu rasch übergehen – Lapo habe in Wirklichkeit Jacopo geheißen, denn Lapo sei, dem alten Brauch der Florentiner entsprechend, alle Namen abzukürzen, eine Kurzform von Jacopo. Dieser Jacopo, fabelt Vasari, habe die große Basilika des Heiligen Franz in Assisi gebaut, die Vasari dann äußerst detailliert beschreibt. Wenn er sagt, Jacopos voller Name sei Jacopo Tedesco, spielt er mit der Tatsache, daß die Basilika auf einem Hügel nahe des Flusses Tescio errichtet wurde – und assoziiert ›Tedesco‹ und ›Tescio‹. In der Verwendung von ›tedesco‹ (deutsch) liegt zugleich eine treffende Anspielung auf den gotischen Stil der Basilika, die nordeuropäische oder deutsche Einflüsse aufweist. Hier jedenfalls, in dieser Basilika des Heiligen Franz, malte Cimabue, der Mitarbeiter von Jacopos (also Lapos) Sohn, und hier soll Giotto die großartigen Fresken zu Ehren des Heiligen gemalt haben: Es bilden sich die ersten Verästelungen am Stammbaum der Kunst.

Doch verlieren wir nicht Jacopos Namen und dessen tiefere Bedeutung aus dem Blick. ›Iacopo‹ ist die italienische Form von Jakob, und wie ich bereits in *Warum lächelt Mona Lisa?* zeigte, benutzt Vasari diesen Namen, um die Position eines Künstlers als Patriarch zu begründen – besonders bei Jacopo Pontormo und Jacopo Bellini, den beiden großen Vaterfiguren in der Kunstgeschichte. Da Vasaris proteushafter Jacopo den Namen Tedesco trug, muß er darauf insistieren, daß dessen Familie immer in Florenz gelebt habe. Damit macht er diesen florentinischen Jakob zu einem Patriarchen, ganz wie der biblische Jakob, Oberhaupt einer Familie, deren Tugenden praktisch gleichbedeutend sind mit den Geschicken des ›stato‹. Und wir erinnern uns, daß Jakobs Söhne die Stämme Israels waren. Jacopo zeugte Arnolfo, von dem Brunelleschi in direkter Blutslinie abstammte, so wie Michelangelo durch seine ›virtù‹ von Brunelleschi abstammte. Jacopo, Arnolfos Vater, ist die Jakob-Figur in der Geschichte der Florentiner Architektur, er begründet die große Familie von Baumeistern, die in Michelangelo gipfelt – der, in Vasaris Augen, selbst ein großer Patriarch war.

Fassen wir die Bedeutung des Namens von Arnolfos Vater – oder genauer: Vasaris Erfindung des Namens – zusammen. Als Lapo gehört er zu den Lapi, der Familie Brunelleschis, und hat angeblich das gleiche Familienemblem wie sie, die Feige. Als Jacopo ist er eine Jakob-Figur. Als Jacopo Tedesco klingen in seinem Namen Ort und Baustil seines bedeutendsten Werks an. Man könnte fast sagen, daß Lapos oder Jacopo Tedescos Name in der Fülle der Bedeutungen, die Vasari ihm verleiht, einem Gedicht gleicht. Dieses Gedicht ist allerdings nicht Dichtung um der Dichtung willen, denn mit seinen Erfindungen verrät es uns sehr viel darüber, wie die Florentiner Familienideale Vasaris Kunstgeschichte prägen. Erweisen wir Vasari unsere Referenz für seine Erfindung jenes großen Baumeisters Jakob, der das Gebäude der Florentiner Architektur und ihre ruhmvolle Familie begründete.

DIE PISANI: VATER UND SOHN

Nachdem er Cimabue eingeführt und ihn mit Arnolfo verknüpft hat, erweitert Vasari die Familie der Kunst, indem er Nicola und dessen Sohn Giovanni zu diesen beiden Künstlern in Beziehung setzt. Genauer gesagt, er verbindet diese Pisaner Künstler mit dem berühmten Architektengeschlecht der Arnolfo durch die Behauptung, die Pisani seien nicht nur Bildhauer, sondern auch, wie Arnolfo, Baumeister gewesen. Nicola, so malt Vasari sich aus, habe in Pisa viele Paläste und Kirchen gebaut, und fügt hinzu, Nicolas Entwürfe seien für Bauwerke in Ferrara, Padua und Venedig verwendet worden. Im Zusammenhang mit Nicola erwähnt Vasari vielsagend den großartigen Mailänder Dom, auch wenn er nicht ausdrücklich sagt, daß der Pisaner Baumeister an diesem Projekt beteiligt gewesen sei. Das Bauwerk wird vielmehr in die Nähe Nicolas gerückt, um an die architektonische Pracht seiner Zeit zu erinnern. Das alles ist völlig aus der Luft gegriffen, denn es gibt keinerlei Beweise, daß Nicola als Baumeister gearbeitet hat.

Gleichwohl spricht Vasari von Arnolfos und Nicolas architektonischen Werken – wie er ja auch von Cimabues und Arnolfos Zusammenarbeit als Architekten spricht.

Nachdem er in Nicola einen wunderbaren Architekten erfunden hat, der für zahllose Bauwerke verantwortlich ist, führt Vasari seinen Sohn oder ›figliuolo‹ Giovanni ein, der ›den Vater immer begleitete‹. Vasari fabuliert, Nicola habe sich, als er ›schon alt‹ war, nach Pisa zurückgezogen, wo er ein ruhiges Leben führte und die Erledigung seiner Geschäfte seinem Sohn überließ. Vasari erzählt uns von Giovannis Arbeiten in Perugia, und behauptet dann, jener sei nach Pisa aufgebrochen, da er sich ›nach seinem Vater sehnte, der alt und überdem noch krank war‹. Er unterbrach die Reise in Florenz, doch als er erfuhr, ›daß sein Vater gestorben sei‹, kehrte er nach Pisa zurück, wo er mit allen Ehren empfangen wurde – alle freuten sich über ihn, da man, nach dem Tode Nicolas, in ihm den ›Erben‹ der Tugend und Geschicklichkeit seines Vaters sah. In seiner Geschichte wiederholt sich die Geschichte Arnolfos, des ›Erben‹ von Lapos Tugenden. Vasari fabuliert weiter, Giovanni habe die Pisaner nicht enttäuscht, sondern in Santa Maria della Spina gearbeitet, wo er, wie Vasari glauben macht, ein Portrait seines Vaters Nicola gemalt habe. Giovanni ist die Verkörperung des liebenden Sohnes.

Vasari schmückt diese Fiktion über Giovannis Werdegang weiter aus, indem er ihm den Bau des Campo Santo zuschreibt – eines der größten Bauwerke seiner ›Vaterstadt‹. Nun deutet allerdings nichts darauf hin, daß Giovanni Baumeister gewesen wäre – und noch weniger, daß er der Erbauer dieses ruhmvollen Pisaner Bauwerks war. Vasari führt indes den weitgehend fiktionalen Lebenslauf Giovannis weiter, indem er dessen Werke in ganz Italien aufzählt, und er vergrößert seine Familie in der Kunst noch, wenn er vorgibt, die Sieneser Brüder Agostino und Agnolo hätten Giovanni geholfen. Giovannis Weg führt nach Rom, Orvieto und Arezzo, worauf angeblich eine Reise nach Florenz folgt, ›um den Bau von Santa Maria del Fiore zu sehen, welchen Arnolfo leitete‹.

Gleichsam beiläufig erwähnt Vasari im folgenden die bedeutungsschwere Jahreszahl 1300 – das Jahr Dantes, Villanis, Cimabues und Arnolfos – und behauptet, Nicola da Prato habe in diesem Jahr in Prato ein Kloster gebaut, das nach ihm benannt sei und daher San Nicola heiße. Im anschließenden Satz führt er aus, die

Bürger von Pistoia hätten, da sie ›das Andenken Nicolas, Giovannis Vater, sehr verehrten‹, Giovanni damit beauftragt, in ihrer Stadt für die Kirche San Andrea eine Kanzel zu errichten. Vasari verknüpft diese beiden unzusammenhängenden, erfundenen Ereignisse miteinander (in einem scheinbaren *non sequitur*), um den ›Namen‹ Nicolas zu feiern – Nicola der Mäzen, Nicola der Heilige und schließlich Nicola der geehrte Künstler und Vater von Giovanni.

Vasari zählt weitere Werke Giovannis auf und schließt mit der Feststellung, der Künstler sei, nachdem er diese vielen Werke geschaffen habe, ›schon sehr alt‹ gewesen. Vasari betont ein ums andere Mal das hohe Alter seiner Künstler, häufig übertreibt er es, wenn er das Bild eines Künstlers als ehrwürdigen Patriarchen nach biblischem Vorbild beschwören will. Nach seinem Tod, schreibt Vasari, wurde Giovanni auf dem Campo Santo in derselben Gruft wie sein Vater beigesetzt. Wenn Vasari gegen Ende der Doppel-Biographie von Vater und Sohn sagt, sie hätten ›Licht‹ nach ›so viel Dunkelheit‹ gebracht, spielt er auf Giovannis Namen an, denn Giovanni ist, wie Giovanni Cimabue und letztlich auch Johannes der Täufer, ein Licht in der Dunkelheit. So endet das Leben eines bedeutenden Vaters der Kunst und seines bedeutenden und treuen Sohns der Kunst – die beide ihrer ›patria‹ Ehre machten.

AUFSTIEG UND FALL DER GADDI

Der Ruhm, den Künstler ihrer ›Vaterstadt‹ bringen, durchzieht die Viten wie ein Leitmotiv. Zu solcher Ehre gelangt eine der führenden Familien der Florentiner Kunst, die Gaddi. Über Gaddo di Zanobi Gaddi, den Begründer dieses ruhmvollen Künstlergeschlechts, wissen wir praktisch nichts, ausgenommen, daß er sich 1312 in der Arte de'Medici und degli Speziali einschrieb und vermutlich 1333 noch lebte. Mit diesem ›nichts‹ im Hinterkopf wollen wir uns nun ansehen, wie Vasari Gaddos Leben und die Geschicke seiner Familie ausspinnt.

Vasari macht Gaddo zu einem Spezialisten für Mosaike, der in Santa Maria del Fiore und später in Santa Maria Novella arbeitete.

Wie alle bedeutenden oder wichtigen Künstler reiste Gaddo nach Rom, wo er angeblich Arbeiten zu Ende führte, die Jacopo Torriti unvollendet zurückgelassen hatte, dann kehrte er in die Toskana zurück und arbeitete in Pisa und Arezzo. Der springende Punkt in Vasaris Gaddo-Biographie ist, daß er ein enger Freund Cimabues und auch Andrea Tafis war. Diese ›empfindsamen Geister‹ gehören der Bruderschaft der Kunst an – ein weiteres Motiv, das Vasari in seiner Geschichte der Familie der Kunst immer weiterspinnt. Später bezeichnet er die Malerzunft als ›fraternità‹, jene Fraternität, die alle Maler, wie er oft schreibt, in ›fratellanza‹ oder Brüderlichkeit vereint.

Vasari führt Gaddos Familie mit einer Behauptung ein: Gaddo ›ward in Santa Croce von seinem Sohne Taddeo ehrenvoll begraben‹. (Tatsächlich war ihm nichts über die Umstände dieser Beisetzung oder den Ort von Gaddos Grab bekannt.) Vasari erweitert dann die Familiengeschichte und sagt, darin Cennino Cenninis Darstellung folgend, Taddeo sei von Giotto über die Taufe gehalten worden – gerade so, als sei Giotto sein Pate. Er rundet die Familiengeschichte mit der Behauptung ab, Taddeo habe seinen Vater Gaddo im Fresko der Vermählung der Jungfrau in Santa Croce portraitiert. So, wie Giovanni Pisano angeblich seinen Vater verewigte, ist auch Taddeo ein Vorbild an Sohnesliebe. Diese Vorväter der Kunst sind die Ahnen oder ›avoli‹ von Vasaris Kunst, der seinen eigenen Vater auf ähnliche Weise portraitieren sollte.

Vasari verziert seine Legende der künstlerischen Bruderschaft mit den Worten, Taddeo habe nicht nur Gaddo, sondern auch Tafi portraitiert, und erinnert damit erneut an ihre Freundschaft. In Vasaris Buch spiegelt die ideale Gemeinschaft der Künstler die Vision einer vollkommenen, harmonischen Gemeinschaft (wie sie in der ›Geschichte des Glaubens‹ zu sehen ist), und diese vollkommene Gemeinschaft ist ihrerseits eine Erweiterung der idealen, vollkommenen Familie. Wenn Vasari sich vorstellt, daß Künstler ihren Vater und ihre väterlichen Freunde malen, führt er die miteinander verwobenen familiären und kommunalen Ideale der ›concordia‹ weiter aus. Er knüpft fortwährend Verbindungen zwischen Gaddo und Tafi, obwohl er in Wahrheit über keinen der beiden etwas weiß. Auch in Tafis Lebenslauf behauptet Vasari, er und Gaddo hätten zusammengearbeitet, und er verbindet Tafi und Cimabue, indem er beide gegen Giotto absetzt. All diese Künstler gehören zur Gemeinschaft der Künstler, der in Cimabues Biographie der Boden bereitet wurde, und die Behauptung, Gaddo habe in leitender Funktion an Santa Maria Novella mitgewirkt, soll uns an die entscheidende Rolle erinnern, die diese Kirche in Cimabues Laufbahn und somit auch für die Wiedergeburt der Kunst spielte.

Vasari greift den Faden der Geschichte von Gaddis Familie in der Vita von Gaddos Sohn Taddeo wieder auf. Die Vorrede dieser Biographie preist, wieviel ›Ehre‹ Taddeo seiner ›patria‹, wieviel ›Ruhm‹ und ›Reichtum‹ er seiner Familie brachte. Vasari berichtet voller Genugtuung, Taddeos Nachfahren seien durch ihn zu ›Schätzen und Würden‹ gelangt. Die Geschichte der Gaddi ist somit Teil von Vasaris umfassenderer Geschichte vom Adel der Kunst, zu der die Geschichten von Cimabues und Arnolfos adligen Familien gehören. Darüber hinaus gehört Taddeos Lebenslauf auch zu der Geschichte von Brüderlichkeit unter Künstlern. So, wie sein Vater Gaddo mit Tafi und Cimabue befreundet war, ist Taddeo mit Simone Martini befreundet, sie lieben einander wie Brüder, ›fraternamente‹, wie Vasari schreibt. Die metaphorische Familie der Kunst ist, wir sahen es, von realer Familiengeschichte durchzogen, und erreicht hier, wenn auch nur in der Phantasie, in einem weiteren Fall von Sohnesliebe einen ersten Höhepunkt: ›Taddeo wurde‹, fabuliert Vasari, ›von seinen Söhnen Agnolo und Giovanni zu Santa Croce im ersten Klostergang in der Gruft beigesetzt, in welcher er seinen Vater Gaddo begraben hatte.‹ So jedenfalls hätte er es gern – und denkt dabei ohne Zweifel an das Familiengrab seiner Vorväter, das er voller Stolz in der Pfarrkirche seines heimatlichen Arezzo wiederaufgebaut und erweitert hat.

Wenn Taddeo seine Familie in Florenz berühmt machte, läßt sich von seinem Sohn Agnolo nicht behaupten, daß er den guten Ruf seiner Familie förderte. Vasari berichtet, ganz wie ein Thomas Mann des sechzehnten Jahrhunderts, vom Niedergang einer Florentiner Bürgerfamilie. Agnolo war in der Ausübung seiner Kunst nicht eifrig genug, sondern widmete sich, die personifizierte ›Habgier‹, dem Handel und den Geschäften. Obwohl Vasari gern möchte, daß Künstler zu Besitz und Wohlstand kommen, steht dieses Ziel für ihn in ungelöstem Verhältnis zu dem Ideal, ein Leben nach den Prinzipien der ›povertá‹ zu führen. Für Vasari verkörpert Michelangelo die ideale Verbindung dieser beiden

Wunschvorstellungen, da dieser, wenngleich ›reich‹, wie Vasari kühn behauptet, nicht wie ein Reicher lebte. Vasari zeichnet jedoch das Bild eines raffgierigen Agnolo, der sich (auf Kosten seiner Kunst) allzu sehr für Geschäfte interessierte, was den Niedergang der Kunst in seiner Familie zur Folge hatte.

Vasari schreibt, Agnolo sei in ein Haus in Venedig gezogen, das sein Vater errichtet habe, und habe sich dort dem ›Vergnügen‹ hingegeben, statt zu arbeiten. (Dies untermauert Vasaris Sicht von Venedig als Zentrum des Luxus, die unter anderem in den Lebensläufen von Antonello da Messina und Giorgione wieder auftaucht.) Und so ging es mit der Familie Gaddi bergab, sie verfiel dem Luxus und der Trägheit. Es ist eine alte Geschichte: Die erste Generation arbeitet hart und legt das Familienfundament. Die zweite Generation baut darauf auf und erreicht Ansehen und Wohlstand. Die letzte Generation ist zu weichlich, folglich verfällt die Familie. Vasari dramatisiert diese altbekannte Geschichte noch mit der Behauptung, Agnolo habe von seinem Großvater Gaddo als ›Erbgut‹ das ›Geheimnis‹ des Mosaiks erhalten. Hiermit steigert er auf äußerst wirksame Weise das Empfinden des Niedergangs einer Familie, der Geschichte vom verlorenen Sohn, der sein väterliches Erbe verschleudert, indem er sich von der Kunst ab- und einem Leben im Vergnügen zuwendet.

Vasaris fiktionaler oder belletristischer Bericht vom Aufstieg und Fall der Familie Gaddi hat einen tieferen Sinn. Er kommentiert, wenn auch metaphorisch, die Geschichte der Kunst als solche. Wir sehen heute die Kunst des ausgehenden Trecento, die Zeit Agnolos, als eine Zeit des Niedergangs nach Giotto und seinen unmittelbaren Schülern. Das tat Vasari auch. Während wir diese geschichtliche Tatsache fiktionalisieren, indem wir einen solchen Niedergang mit sozialen, ökonomischen und politischen Krisen assoziieren, interpretiert Vasari diese Entwicklung, in einer moralischen und theologischen Allegorie, als Folge von Gier, Müßiggang und Luxus. Seine erfundene Geschichte der Gaddi-Familie ist eine Art Parabel, eine Warnung, die alle Künstler ermahnen soll, hart zu arbeiten und sich, wenn es ihnen gut geht, durch den Wohlstand nicht von ihrer Berufung fortlocken zu lassen.

Ein letztes Wort zur Familiengeschichte der Gaddi. Vasari erzählt uns, Agnolo sei von seinen Söhnen in jener Gruft beigesetzt worden, die er für sich und seine Nachkommen gebaut habe – und wir erinnern uns daran, wie Agnolo seinen Vater Taddeo beerdigte. Er fügt hinzu, Agnolo habe seinen Söhnen fünfzigtausend ›fiorini‹ hinterlassen, ein Vermögen. Über eines sollten wir uns im klaren sein: Vasari verabscheut Habgier, will aber, daß all seine Künstler, die echten wie die erfundenen, finanziell erfolgreich sind. Ich sage ›erfundenen‹, weil Vasaris Portrait von Agnolo im Grunde genau das ist. Auch wenn er angenommen haben mag, daß Agnolo als vielbeschäftigter Künstler sehr viel Geld verdiente, wußte Vasari mit Sicherheit nichts Konkretes über seine finanzielle Lage. Vasari möchte uns einen Künstler zeigen, der zwar charakterliche Mängel gehabt haben mochte, es aber zu bewundernswerten ›ricchezze‹ gebracht hatte. Nach solchen Reichtümern streben Vasari und seine Zeitgenossen (Michelangelo, Bandinelli und Cellini), die, wie Vasari selbst, gut verdienten und ihr Vermögen in Immobilien investierten, wie es auch die Gaddi-Familie angeblich tat. Der Wohlstand eines Künstlers ist untrennbar mit dem Reichtum und Ruhm seiner Familie verbunden.

BIOGRAPHIE ALS FAMILIEN- UND STADTGESCHICHTE

Inzwischen dürfte wohl deutlich geworden sein, daß Vasari, wenn er ›vite‹ oder Künstlerbiographien schreibt, eine Familiengeschichte der Kunst schreibt, im wörtlichen wie im übertragenen Sinn, und daß diese Geschichte auch eine moralische Geschichte ist. Künstler werden mit moralischen Begriffen belegt, und so ist es kein Zufall, daß Giovanni da Ponte unmittelbar vor Agnolo Gaddi dargestellt wird, denn da Ponte hat angeblich ›sein väterliches Vermögen verbraucht‹. Es kann nicht unserer Aufmerksamkeit entgehen, daß er Agnolo gleicht, der auf ganz ähnliche Weise sein väterliches Erbe verschleudert – das heißt: das Erbe der Kunst. Wenn Vasari behauptet, Giovanni – der in Wahrheit viel später lebte – sei ein Protegé Buffalmaccos gewesen, bringt er Giovannis ›mal governo‹, also die Mißwirtschaft seiner persönlichen Verhältnisse, in Verbindung mit Buffalmacco, der alles ausgab, was er verdient hatte, und in Armut starb. Erinnern wir uns, daß Vasari von einem Künstler erwartete, nach dem Ideal der ›povertas‹ zu leben – er soll keineswegs tatsächlich in Armut leben und sterben!

Vasaris Wahl des Wortes ›governo‹ für die Regelung der persönlichen Angelegenheiten des einzelnen verweist auf die enge Verbindung zwischen persönlicher Beherrschung und kommunaler Herrschaft. In Antonio Venezianos Biographie spricht Vasari von ›Neid‹ und ›Tyrannei‹ und sagt, Antonio, der mit Agnolo Gaddi arbeitete, sei zwar von den Florentinern geliebt, bei seiner Rückkehr nach Venedig von den venezianischen Künstlern jedoch beneidet und verfolgt worden. Aus diesem Grund wählte Antonio Florenz zu seiner ›Vaterstadt‹. Wir lesen diese Geschichte des Neids und denken an Vasaris Berichte über liebevolle Künstler, die frei sind von solchem Neid, die sich wie Brüder lieben. Vielleicht ist es kein Zufall, daß Vasari als erstes der Bilder, die Antonio in Florenz malte, eines beschreibt, das Christus ›voll Mitleid‹ darstellt. Für Vasari sind ›carità‹ und ›amore‹ gleichbedeutend, und beide sind das Gegenteil der Blindheit des ›Neids‹.

Vasari verbindet Antonio Venezianos Geschichte mit der von Gherardo Starnina, wenn er schreibt, Gherardo habe nach seiner Lehrzeit in Spanien für Antonio gearbeitet. Gherardos Arbeiten seien zwar anfangs ›rauh und plump‹ gewesen, in Spanien jedoch habe er ›Feinheit und Höflichkeit‹ gelernt, so daß er, der vor seiner Abreise verhaßt war, nun von seinen Florentiner Mitbürgern geliebt wurde. Uns kann der Gegensatz nicht entgehen zwischen den Venezianern, die Antonios Können nach seiner Rückkehr nach Venedig nicht erkannten, und den Florentinern, die Starnina aufgrund seiner ›Feinheit und Höflichkeit‹ ins Herz schlossen. Die Geschichten von Antonio und Starnina haben einen Platz in der umfassenderen Geschichte, die Vasari über ihre ›patrie‹ oder adoptierten ›patrie‹ schreibt. In Vasaris idealisierter Fiktion ist das Gemeinwesen oder die ›patria‹ Florenz von Liebe beflügelt, einer Liebe, die große Ähnlichkeit mit der Liebe zwischen Angehörigen einer Familie aufweist – zwischen Vätern und Söhnen, zwischen Brüdern.

Obwohl Vasari Florenz unablässig idealisiert, weiß er doch, daß die Stadt unvollkommen ist. So folgt nicht zufällig das Leben des Lippo Fiorentino auf Starninas. Während Gherardo ›fein und höflich‹ ist und den ›Haß‹ bezwingt, ist Lippo streitsüchtig und aggressiv, liebt ›Zank‹ mehr als Frieden. Daher provoziert er, so Vasari, einen Streit, der seinen Tod zur Folge hat. Lippo steht hier nicht nur als Kontrast zu Gherardo, sondern zu all jenen engelsgleichen Künstlern, die Vasari wegen ihres liebevollen Umgangs miteinander lobt. Der streitsüchtige Lippo erinnert daran, daß, trotz Vasaris Traum von brüderlicher Liebe und städtischer Harmonie, Haß und ›discordia‹ weiter existieren und aus dem vollkommenen Gemeinwesen ausgemerzt werden müssen.

GIOTTOS VATER

Die zentrale Figur der Gemeinschaft von Künstlern, die Vasari im ersten Band seiner *Leben* beschreibt, ist Giotto. Alle anderen Künstler werden von Vasari entweder als Vorläufer definiert, die nicht über sein Können verfügen, oder als seine ›Jünger‹, die dieses Können verinnerlicht haben. Wie nicht anders zu erwarten, wird Giotto mit vielen Künstlern auf unterschiedliche Weise verbunden – oftmals als Vaterfigur. Bevor wir uns jedoch dieser väterlichen Rolle zuwenden, sollten wir uns Vasaris Mär über Giottos Vater näher ansehen.

Die Geschichte, Cimabue habe den jungen Giotto entdeckt, als dieser Schafe in den Sand zeichnete, ist unzählige Male wiederholt worden. Vasari übernahm sie aus Ghibertis *Commentarii*, fügte jedoch ein Detail hinzu, dem lange keine Aufmerksamkeit geschenkt wurde. Bei Vasari antwortet Giotto auf Cimabues Frage, ob er mit ihm kommen und bei ihm bleiben wolle, wenn sein ›Vater damit zufrieden sei, so würde er es gerne tun‹. Cimabue fragte also den Vater, den vorbildhaften Künstlervater, und dieser übergab ihm voller Fürsorge seinen Sohn. So die Legende. Wie wir bereits sahen, steht Cimabues erfundener Vater für all jene Väter, die ihre Söhne zur Kunst ermutigen, so wie es ja auch Vasaris eigener Vater tat, der seinen Sohn, wie Vasari in seiner Autobiographie berichtet, fürsorglich auf den Pfad der Kunst leitete. Giottos idealer Vater steht im Gegensatz zu all jenen Vätern, real oder erfunden, die sich der künstlerischen Ausbildung ihrer Söhne entgegenstellen – darunter auch, ich erwähnte es, Michelangelos Vater. Michelangelo erzählte Vasari, sein Vater habe ihn geschlagen, wenn er ihn beim Zeichnen antraf, da er die Kunst als ›niedrig und ihrer alten Familie nicht würdig genug‹ empfand.

Giottos niedere Herkunft als Schäfer ist der Ausgangspunkt für die ganze weitere Geschichte seines Aufstiegs zu einer Art Adel – dem Adel der Kunst. Er beginnt sein Leben in bescheidenen ländlichen Verhältnissen, hütet Schafe auf einem Bauernhof (›nella villa‹). Sein Aufstieg zu künstlerischer Größe ist nicht nur in religiöser Hinsicht ein Aufstieg zu spiritueller Vollkommenheit durch künstlerische Befähigung, wie Vasari ihn in Cimabues allegorischem Leben präsentiert, er ist auch eine Erhöhung der sozialen Stellung des Künstlers. Vasari zitiert die erfundene Geschichte (die bei Sacchetti steht), nach der Giotto niemand geringeren als den König von Neapel hänselte – was in gewisser Weise für die hohe gesellschaftliche Stellung bürgt, die er erlangt hat. Vasaris Giotto-Bild ist das einer fürstlichen Gestalt, die bereits auf Leonardo, Raffael und Michelangelo verweist.

Wir können Vasaris Sicht von Giottos gesellschaftlichem Aufstieg erst richtig ermessen, wenn wir in Betracht ziehen, wie er eine bestimmte Begebenheit am Ende von Giottos Leben erzählt. In dieser Anekdote, auch sie von Sacchetti übernommen, kommt ein törichter Mann mit eigenen sozialen Aufstiegswünschen, ›un grossolano‹, zu Giotto und bittet ihn dreist, seine ›arma‹ zu malen – was ebenso ›Familienwappen‹ wie ›Waffe‹ bedeuten kann. Der Maler reagiert auf diesen Auftrag spöttisch, indem er nicht das erbetene Wappen, sondern Waffen malt, also ein Schwert, einen Dolch, eine Lanze und eine Rüstung. Als sein Auftraggeber protestiert, fragt Giotto: Was glaubst du, wer du bist, ein Bardi? Und wer sind deine Vorfahren? Verärgert widerspricht der Tölpel und beschwert sich, der Maler sage ihm ›Grobheiten‹. Das Wort ›villania‹ wird hier gezielt, ja ironisch gesetzt, denn schließlich ist der anmaßende Kunde der Grobian. In dem Wort ›villania‹ klingt Vasaris Eingangsgeschichte über Giottos Jugend auf einem Bauernhof, einer ›villa‹ an, als er selbst ein Bauernbub oder ›villano‹ war. Jetzt, nachdem er für die Bardi und andere Herren und Adlige gearbeitet hat, für Päpste und Könige, ist auch er ein großer Mann – im Gegensatz zu seinem gewöhnlichen Auftraggeber, einem unbedeutenden Mann, der ›villano‹, also niedrigstehend ist. Giottos Vater traf ohne Zweifel die richtige – die weise und edle – Entscheidung, als er seinen Sohn bereitwillig mit Cimabue zur Ausbildung ziehen ließ. Als Folge dieser Lehre erfüllt sich Giottos künstlerische Berufung, er erlangte in der Kunst und durch die Kunst einen adligen Status.

VATERSCHAFTEN: GIOTTOS FILIATIONEN

Wenn wir uns erinnern, wie Vasari die Pisani mit Arnolfo verknüpft, sehen wir auch, wie er Giotto mit beiden verbindet. Er erzählt uns, der Maler habe auf dem Campo Santo in Pisa an Fresken gearbeitet, die, so Vasaris Phantasie, Giovanni Pisano entworfen hatte. Er baut dieses Gebäude künstlerischer Querverbindungen aus, indem er behauptet, Giotto sei (wie die Pisani) mit Arnolfo verbunden, da er, nach dessen Plänen, am Glockenturm des Doms gearbeitet habe. Mit dem Hinweis, es sei ein Entwurf in ›maniera tedesca‹ gewesen, erinnert Vasari daran, daß Arnolfos Vater Jacopo Tedesco war. Jacopo zeugte Arnolfo, der, in gewisser Weise, Giotto zeugte. Vielleicht hatte Vasari auch schon Giottos Arbeit am Dom im Sinn, als er zuvor versuchte, dessen Lehrer Cimabue mit Arnolfos dortigen Arbeiten zu verbinden. So setzte er all diese Künstler in Beziehung zueinander, sie waren geeint in der triumphierenden Kirche, wie Vasari uns ja auch glauben machen wollte, daß all die berühmten Männer, Künstler eingeschlossen, in jenem Fresko vereint seien, das den Dom als Verkörperung der triumphierenden Kirche zeigt. Vasari führt diese Beziehungen weiter aus, indem er vorgibt, sein Schüler und ›Patenkind‹ Taddeo Gaddi habe am ›campanile‹ mitgewirkt und nach Giottos Tod dessen Arbeiten zuende geführt. Vasari folgt Ghiberti, der den Entwurf des Reliefs am ›campanile‹ Giotto zuschreibt, wenn er sagt, Andrea Pisano habe diese Reliefs nach Giottos Entwürfen ausgeführt. Vasari möchte Giotto als Universalkünstler darstellen – bewandert in der Malerei, Bildhauerei und Architektur, alles basierend auf ›disegno‹ – der Zeichenkunst, die, wie er bei mehr als einer Gelegenheit beteuert, der ›padre‹, der Vater, der Kunst sei (wie ›invenzione‹, die Erfindung, deren Mutter). Giotto ist der wahre Meister des ›disegno‹, sein ›disegno‹ wird von anderen kopiert, er ist die Vaterfigur der Kunst, er verkörpert die Vaterschaft des ›disegno‹ schlechthin. Von Vasari als großer Ahnherr der Kunst beschworen, ist Giotto der Patriarch der Kunst, gerade so, wie die großen Patriarchen der Bibel, die aus ihren bescheidenen Anfängen als Schäfer aufstiegen und die Könige Israels wurden.

Nachdem er Giotto mit der Bildhauerkunst verbunden hat, schreibt er ihm den Entwurf, oder sollte man sagen: die Vaterschaft des berühmten Grabmals von Bischof Guido Tarlati di Pietra Male in Arezzo zu. Damit verknüpft Vasari einen der großen Patriarchen der Kunst mit einem der wichtigsten Baudenkmäler seiner Heimatstadt und erhöht damit auch dessen Geschichte. Er beschreibt das Grabmal detailliert in den Viten zweier Brüder, den Bildhauern Agostino und Agnolo Sanesi, die es, wie er sagt, nach Giottos Entwürfen anfertigten. In Wahrheit weiß Vasari nichts über diese beiden Künstler, die er sich als Schützlinge der Pisani ausmalt; ein weiterer Schritt, zwei Künstlerfamilien miteinander in Beziehung zu setzen. Er fügt den Verästelungen des Stammbaums der Kunst weitere hinzu, wenn er sagt, ›ihre Vorfahren waren Architekten‹. Die Behauptung mag unwahr sein, ist aber gut erfunden, denn Kunst blieb, wie andere Berufe, Gewerbezweige und Handwerke generell, oft über Generationen in einer Familie. Daher werden wir nicht stutzig und fragen uns auch nicht, warum Vasari dieses nicht unwahrscheinliche, aber im Grunde ganz unnötige Detail seiner Geschichte erfindet. Er rundet die Lebensläufe der beiden bildhauernden Brüder ab, indem er nicht nur Pietro und Paolo Aretini, sondern auch Jacobello und Pietro Paolo Veneziani zu ihren Schützlingen macht. Er sagt es nicht explizit, läßt aber anklingen, daß auch diese Künstlerpaare, wie Agostino und Agnolo, Brüder in der Kunst waren. Sie sind zwar in Wirklichkeit keineswegs Brüder, sind aber eng mit Stefano Fiorentino und Ugolino Sanese befreundet, deren gemeinsame Biographie unmittelbar auf die der Brüder aus Siena folgt. Vasari erweitert die Geschichte der Familie der Kunst, wenn er sagt, aus ›einigen Denkbüchern‹ gehe hervor, daß Stefano einen Sohn namens Maso gehabt habe, aber so mancher habe diesen Künstler, der auch Giottino genannt wurde, für Giottos ›Sohn‹ gehalten. Selbst wenn Giottino nicht Giottos Sohn war, läßt sein Name, in der eigentlichen Bedeutung von ›Filiation‹, auf eine sohnesgleiche Verbindung zu Giotto schließen, dem großen Patriarchen der Kunst des Trecento. Die Geschichte von Giottos Filiationen, den vater-sohngleichen Beziehungen, mit Arnolfo, Cimabue und den Pisani sowie die Geschichte solcher Verbindungen von Taddeo Gaddi und Giottino zu Giotto sind von realen Familienbeziehungen durchzogen, die es in dieser erfundenen Großfamilie der Kunst tatsächlich gibt.

Vasari entwirft aus der in Giotto vereinten Großfamilie der Kunst auf durchaus poetische und bewundernswerte Weise eine reale Familie, wenn er vorgibt, der Familie von dessen Schüler Puccio Capanna nachzuspüren. Vasari schreibt, dieser habe Giotto in Assisi zugearbeitet und sei während der Arbeit dort gestorben. Dann behauptet er, herausgefunden zu haben, daß man dort meinte, ›er sei ein Mitbürger‹. Warum? Weil es in dieser Stadt eine Familie namens Capanni gibt, woraus Vasari schließt, man könne ›leicht glauben‹ daß Puccio, obwohl er aus Florenz stammte, in Assisi geheiratet und Kinder bekommen habe, deren Nachkommen noch in der Stadt lebten. Lesen wir Vasari genau, entdecken wir seinen Fingerzeig, daß all dies Vermutungen, wenn nicht gar reine Erfindungen sind – was er selbst vermutlich ›fantasia‹ nennen würde –, denn er schließt mit den Worten, es sei nicht wichtig, ›non importa‹, es sei nicht genau festzustellen. Wir sehen, wie er die Familienromanze von Puccio, Giottos Schüler oder ›Sohn‹ in der Kunst, mit der Vorstellung erschafft, dieser sei von Florenz nach Assisi gezogen und habe dort eine Familie gegründet. So, wie Giotto fast ein Sohn Cimabues geworden war, der ›in loco parentis‹ zu ihm stand, nachdem er ihn von Giottos Vater bekommen hatte, war Puccio jetzt metaphorisch mit Giotto verbunden. In Vasaris Fiktion zeugte Giotto Puccio, der die Capanni von Assisi zeugte. Es scheint fast, als wolle Vasari sagen, daß die Capanni Nachfahren des Hauses Giotto sind.

DIE MYTHISCHE FAMILIE MEMMI

Wir sind mit den Familienbeziehungen der Kunst, wahren wie erfundenen, zu Giottos Zeiten noch keineswegs am Ende. In einigen Fällen behandelt Vasari solche Beziehungen ganz beiläufig und schreibt auf schlichte Weise über die drei Cione-Brüder Andrea, Nardo und Jacopo. Häufiger aber schreibt er mit viel Erfindungsgabe über die Familien der Künstler. So stellt er sich vor, Taddeo di Bartolo sei der Sohn Bartolo di Fredis gewesen, der viel in San Gimignano gearbeitet hat, während Taddeo in Wirklichkeit der Sohn Bartolo di Minos war. Am Ende von Taddeos Biographie führt Vasari Domenico Bartoli als seinen ›nipote‹ oder Neffen ein, obwohl dieser nicht nur aus einer anderen Familie, sondern auch aus einer anderen Stadt stammte, und zwar aus Asciano, wo er als Sohn eines gewissen Bartolo di Gherzo zur Welt kam. Vasari schafft Familienbande über drei Generationen – von Bartolo di Fredi über Taddeo di Bartolo bis Domenico Bartoli –, die ganze Genealogie ist fiktiv, aber als Fiktion vereint sie Künstler in einer phantastischen Familie der Kunst.

Manchmal verschmelzen in Vasaris Familienbanden Fiktion und Irrtum. So behauptet er irrtümlich, Lorenzo di Bicci habe zwei Söhne gehabt, Bicci di Lorenzo und Neri di Bicci. In Wirklichkeit war Neri der Sohn Biccis. Vasari gibt vor, Neri habe in dem Gemälde der Capella Lenzi in Ognissanti seinen Vater Lorenzo dargestellt – eine Erfindung, die erneut seine Faszination für das Thema der Sohnesliebe bestätigt. Als er über Andrea Pisano und dessen Sohn Nino spricht (eine Parallele zu den Pisani, Nicola und Giovanni), sagt Vasari, Nino habe in Santa Caterina in Pisa einen Altar mit den Worten signiert: ›Am ersten Tage des Februars 1370 ... hat Nino, Sohn von Andrea Pisano, diese Figuren gemacht.‹ Nino war vor diesem Datum gestorben, und da aus den Unterlagen hervorgeht, daß der Altar schon 1368 vollendet war, können wir davon ausgehen, daß diese angebliche Signatur eine Erfindung ist – allerdings keine zufällige, denn indem Vasari Nino als Andreas Sohn bezeichnet, spielt er abermals auf das Thema des liebenden Sohnes an, ebenso wie mit der Behauptung, Nino habe Andrea in Santa Maria del Fiore mit einer lateinischen Grabinschrift beigesetzt. Derartige Beispiele von Sohnesliebe stehen bei Vasari stets in einer Beziehung zu Geschichten des väterlichen Segens.

Wir treffen bei Vasari das gesamte Trecento hindurch auf Legenden von Familienliebe, die wir im Zusammenhang mit seiner eigenen Verpflichtung sehen müssen, das Andenken seiner Familie zu ehren. Diese Familie taucht plötzlich im Leben von Pietro Lorenzetti auf, als Vasari erwähnt, dieser habe die Pfarrkirche von Arezzo restauriert. Hier hatte Vasari seine ersten Lektionen in der Kunst erhalten, in dieser Kirche ruhten die Gebeine seiner Vorfahren – ›le relique de' miei passati‹. Selbstverständlich hören wir hier nicht zum letzten Mal von diesem Familiengrab, von Vasaris Sohnesliebe, die ihr idealisiertes Spiegelbild im Trecento findet, in den Lebensläufen der Pisani- und Gaddi-Söhne, die das Andenken ihrer Väter ehren.

Es ist geradezu verblüffend, wie leicht wir uns von Vasaris Familienromanen verführen lassen, vor allem, da Kunsthistoriker oft und gern über seine ›Irrtümer‹ hinweggehen. Sehen wir uns eine bislang übersehene Familienmär in Simone Martinis Leben an. Vasari beginnt mit dem Hinweis, wie glücklich oder ›felice‹ all jene seien, deren ›Namen‹ durch Dichter unsterblich gemacht, deren ›Erinnerung‹ durch Schriftsteller bewahrt werde. Simone Martini ist einer von ihnen, denn die ›memoria‹ des Malers lebt in zwei Sonetten fort, die dessen Freund Petrarca über ihn verfaßt hat. Im Verlauf der Simone-Biographie führt Vasari dessen Schwager Lippo Memmi ein und wiederholt Ghibertis Behauptung, Lippo sei Simones Bruder. Er spricht von den beiden Malern als ›die beiden Memmi‹, obwohl Lippo aus einer anderen Familie stammt – er war der Sohn von Memmo di Filippuccio – und auch Simone nicht der Familie Memmi angehörte, denn die gab es gar nicht und war nur nach Memmos Namen erfunden. Vasari sagt dann, der Stil dieser beiden Brüder sei dermaßen ähnlich gewesen, daß Simone seine Werke mit ›Simonis Memmi Senesis opus‹ signierte, um sie von Lippos zu unterscheiden, während Lippo die Signatur ›Opus Memmi de Senis me fecit‹ benutzt habe, um sie von Simones zu unterscheiden. Da Simone nicht aus der Familie Memmi stammt, ist die von Vasari erwähnte Signatur ›Simonis Memmi‹ frei erfunden. Doch indem er ihn über Lippo zu einem Memmi macht, verwandelt Vasari Simone Memmis fiktionalen Namen in ein ›Memento‹ und spielt dabei mit der Alliteration von ›Memmi‹ und ›memoria‹ (oder dem Lateinischen ›memini‹). Vasari entwickelt also Petrarcas ›memoria‹ ganz poetisch aus Martinis ›Namen‹. Nur läßt er jetzt in Simones neuem Namen ›Memmi‹ ›memoria‹ anklingen. Auf für ihn typische Weise schmückt Vasari seine Erfindung und ihr Spiel mit Memmis ›memoria‹ weiter aus, indem er sich eine lateinische Inschrift für Martinis Grab ausdenkt, die mit den Worten beginnt: ›Simoni Memmio picturum omnium omnis aetatis celeberrimo‹.

Obwohl Grabinschrift wie Signatur gefälscht sind, stellen Kunsthistoriker sie in aller Regel nicht in Frage, obwohl wir doch von ihnen erwarten, daß sie Vasaris ›Fehler‹ korrigieren. Wissenschaftler lesen Vasari und übersehen solche Fiktionen, nehmen sie für bare Münze, weil sie so ›lebensnah‹ sind. Man glaubt an Vasaris erdichtete Signaturen, erfundene Gräber und Grabinschriften, seine falschen Künstler und Werke sowie die erdichteten Begebenheiten in deren Leben, weil sie so wahrscheinlich sind. Eine solche Nähe zur Realität ist laut Vasari eines der wichtigsten Merkmale großer Malerei, aber sie ist durchaus auch ein Merkmal der ›Kunst‹ Vasaris, die zwar nicht im strikten Sinne ›wahr‹, doch der Wahrheit ähnlich ist. Wir geben unsere Skepsis auf und überlassen uns der erfundenen Fraternität zwischen Simone und Lippo sowie deren tieferem Sinn als einem Memento ihrer mythologisierten Memmi-Herkunft.

GEISTLICHE UND WELTLICHE BRUDERSCHAFT

Die Stränge der Brüderlichkeit – der geistlichen, städtischen und künstlerischen – sind so subtil in die *Leben* eingeflochten, daß wir sie häufig nicht gleich erkennen. Wir finden sie in der Vita des Nanni di Banco; dort erzählt Vasari die wunderbare Geschichte von di Bancos berühmter Skulptur *Quattro Coronati*, die vier Märtyrer, die er für die Nische der Zunft der Schmiede, Zimmerleute und Maurer in Or San Michele anfertigte. ›Si dice‹, schreibt Vasari, man sagt, Nanni habe das Werk vollendet und die Figuren aneinander befestigt, doch dann sei es ihm nur mit größter Mühe gelungen, wenigstens drei der Figuren in der Nische unterzubringen, da er einige mit ausgestreckten Armen gemacht hatte. Verzweifelt und schwermütig habe er Donatello um Hilfe gebeten, seine ›disgrazia‹ zu beheben.

Donatello lachte gutmütig und sagte, das werde er gern tun, vorausgesetzt, Nanni bezahle ihm und allen ›garzoni‹ seiner Werkstatt ein Abendessen. Dann arrangierte er mit ›Einsicht‹ und mit der Hilfe seiner Lehrburschen die Figuren in der Nische, indem er den ausgestreckten Arm eines Heiligen einem anderen auf die Schulter legte. Harmonisch verbunden (›unitamente commesse‹, oder wörtlich ›in Einigkeit verbunden‹) sind die Heiligen ein Bild der ›Einheit und Verbrüderung‹ – ›concordia‹ und ›fratellanza‹. Wir verstehen die Pointe der Geschichte nur zur Hälfte, wenn wir nicht sehen, daß Donatello Figuren miteinander verbindet, die von der Zimmermannszunft in Auftrag gegeben worden waren. Mit anderen Worten, er fügt etwas zusammen und weist damit Talente auf, die der Auftraggeber würdig sind, die als Tischler ebenfalls Dinge zusammenfügen.

Der springende Punkt von Vasaris Geschichte ist nicht, daß Donatello Nanni hilft, sondern daß er damit seinem Künstlerkollegen gegenüber ›fratellanza‹ beweist. Mit anderen Worten, Donatellos ›fratellanza‹ zeigt sich in der ›fratellanza‹ der Heiligen, die er arrangiert. Eine solche geistliche Bruderschaft erinnert an das Ideal der ›fraternitas‹, von dem in den Paulusbriefen die Rede ist. Vasari findet dieses Ideal bei den Heiligen wie bei seinen frommen Künstlern. Die Anekdote paßt zu anderen Episoden im Leben Donatellos, in denen er, ganz wie es sein Name – von ›donare‹, also ›geben‹ – suggeriert, wegen seiner Freigebigkeit und Mildtätigkeit fast wie ein Heiliger wirkt. Indem er die ›disgrazia‹, die Schande von Nannis Fehler behebt, verleiht Donatello dem Werk Grazie und suggeriert damit eine Verbindung zwischen ›donare‹ und ›grazia‹, Grazie oder Anmut, die ›die Gabe aller Gaben ist‹. Donatellos Güte ist nicht nur eines Heiligen würdig, sie zeugt auch von Bürgersinn. Er hilft Nanni bei einem Kunstwerk für eine der örtlichen Zünfte, und er beweist auch bei anderer Gelegenheit Loyalität zu seiner Stadt, als er sich, zusammen mit Brunelleschi, um des ›öffentlichen Vorteils‹ willen von dem Wettbewerb um die Gestaltung der Tür für das Baptisterium zurückzieht. Fraternität ist ebenso geistlich wie weltlich. Brüderlichkeit geht über die Familie hinaus und erstreckt sich auf das Gemeinwohl und die Kirche. Man könnte sogar sagen, daß sich die Einigkeit von Nannis Heiligen in ihrer Nische in der ›concordia‹ des brüderlichen Donatello mit Nanni spiegelt, und daß die Heiligen die ›concordia‹ der Bürger einer idealen Stadt sichtbar machen – in der sich, natürlich, die des Himmels spiegelt.

ARETINISCHE FAMILIEN

Vasari wurde wie Petrarca in Arezzo geboren, und selbst wenn uns seine Geburtsstadt heute nicht so sehr interessiert wie seine Wahlheimat Florenz, sollten wir nicht übersehen, wie ausgiebig Vasari sich der Kunst seiner Heimatstadt widmet. Es wäre ermüdend, hier alle Werke aufzuzählen – die Gebäude, Skulpturen und Gemälde von Arezzo –, aber aus all seinen Beschreibungen könnte man mühelos einen umfangreichen Stadtführer zusammenstellen. Jedes Register der *Leben*, das die Orte der von Vasari erwähnten Kunstwerke aufführt, wird dies bestätigen. Die unverhältnismäßige Bedeutung Arezzos – das viel ausführlicher behandelt wird als jede andere toskanische Stadt mit Ausnahme von Florenz – zeugt von Vasaris Lokalpatriotismus. Daher erstaunt es nicht, wenn Vasari aretinische Künstler und deren Familien besonders eingehend beschreibt und feiert.

Vasaris patriotischer Eifer zeigt sich in einer seiner halberfundenen Biographien, der des Niccolò Aretino. Ich sage halberfunden, denn es gab zwar einen Niccolò aus Arezzo, Niccolò di Luca Spinelli, doch Vasari verknüpft die Biographie dieser vagen, unbedeutenden Figur mit der von Niccolò Lamberti aus Florenz. Damit schafft er einen Künstler, der zwischen Arezzo und Florenz pendelt – selbst für Giorgio eine ungewisse Gestalt. Vasari schlägt aus diesem angeblichen Künstler Kapital, wenn er behauptet, er habe in Armut gearbeitet und sei, nachdem er eine geheimnisvolle Kränkung erfahren habe, von Arezzo nach Florenz gegangen. Er sei zwar immer sehr arm geblieben, habe aber vorzüglich oder ›virtuosamente‹ gearbeitet. Vasari preist seine künstlerische Ernsthaftigkeit und führt das Leben seiner erfundenen Figur weiter, wenn er schreibt, als die Pest nach Florenz kam, sei Niccolò nach Arezzo zurückgekehrt, aber als in Arezzo Krieg – ›der ärgste Feind der Künste‹ – ausbrach, sei er von Arezzo wieder nach Florenz umgesiedelt. Vasari gibt vor, daß Niccolò einen gewissen Erfolg erzielte und leitender Baumeister des Mailänder Doms wurde, aber er sieht Niccolòs Berufsleben im wesentlichen von Armut, Pest und Krieg gezeichnet, als eine Folge von Mißgeschicken. Das Glück, ›la fortuna‹, erwies ›sich mit seinen Gaben gegen ihn als karg‹ und begrenzte Niccolòs Erfolge, trotz seines ›ingegno‹ und seiner ›Gaben des Geistes‹. Wie immer das Leben des echten Niccolò verlaufen sein mag, Vasaris ›Niccolò‹ ist eine Figur von großem Pathos und beispielhafter Hingabe. Niccolò ist zwar eine erfundene Figur und seine Biographie Fiktion, aber er und sein Leben wirken plausibel, weil Vasari hier Armut, Pest und Krieg schildert, und auch das Leid, das sie in die ›echten Leben‹ der Künstler seiner Zeit brachten.

Viel bekannter in Vasaris Aretiner Ruhmeshallen ist Spinello Aretino, dessen Leben zur Familiengeschichte der aretinischen Kunst gehört. Wie Vasari, war auch Spinello sehr produktiv, vor allem als Fresken-Maler, der zwischen Arezzo und Florenz hin und her wechselte. Seine Biographie erlaubt es Vasari, über die bürgerlichen Mäzene des Malers und deren Bedeutung zu sprechen – beispielsweise über den regierenden Rat der Sechzig, der ihn in die Vaterstadt zurückholte, damit er in ihrem Auftrag arbeitete, nachdem sein guter Ruf sich verbreitet hatte. An anderer Stelle schreibt Vasari, die Bruderschaft von Arezzo habe im Pestjahr 1348 den Armen beigestanden, indem sie den Kranken half und die Toten beerdigte. Für diese guten Taten erhielt sie so viele Spenden, daß ihr schließlich ein Drittel des Vermögens in der Stadt gehörte. Vasari berichtet, auch Spinello habe im Pestjahr Kranke besucht, Tote beerdigt und andere fromme Dinge getan. Damit glich Spinello den ›vorzüglichsten Bürgern‹, die solche Pflichten seit jeher wahrgenommen haben und immer wahrnehmen werden. Vasari beendet seinen erfundenen Bericht über Spinellos Platz in der Bruderschaft – im Grunde eine feierliche Rede über die ›Tugendhaftigkeit‹ der Aretiner – mit der Behauptung, Spinello habe seine eigenen guten Taten verewigt, indem er eine Madonna malte, deren geöffneter Mantel alle Bürger Arezzos umhülle. Das Gemälde ist also Ausdruck religiösen wie staatsbürgerlichen Eifers. Das Sujet erinnert daran, daß Maria die ›jungfräuliche Mutter‹ ist. Die Gemeinde wird implizit mit einer Großfamilie verglichen, die unter ihrem mütterlichen Schutz vereint ist. Im Patriarchat der Politik und der Religion bleibt immer noch ein Eckchen für das weltliche und himmlische Matriarchat.

Wie in Niccolò Aretinos Vita, reichert Vasari auch Spinellos Leben mit dramatischen Ereignissen an und sagt an einer Stelle, Spinello habe Arezzo verlassen, weil es zwischen den Welfen und den Ghibellinen Streit gegeben habe. Dies nimmt Vasari zum Anlaß, auch die Familie des Malers zu skizzieren und seinen malenden Sohn Parri einzuführen. Aufgrund dieses politischen Streits (so verschieden von dem Bild der in Maria geeinten Gemeinde) ging Spinello ›mit seiner Familie und seinem Sohne Parri‹ nach Florenz, wo er, fabuliert Vasari, ›viele Freunde und Verwandte‹ hatte. 1400 (diese Jahreszahl taucht hier das erste Mal auf, wie zuvor das Jahr 1300) habe Spinello, inzwischen in Pisa, dann das Verlangen verspürt, nach Arezzo, seiner ›Vaterstadt‹, zurückzukehren. Im Alter von siebenundsiebzig Jahren wurde er dort von Verwandten liebevoll empfangen und von ihnen geehrt, bis er im Alter von zweiundneunzig Jahren starb. Vasari, der nicht wußte, wie alt Spinello bei seinem Tod gewesen war, hatte in der ersten Auflage der *Leben* gesagt, er sei im Alter von siebenundsiebzig Jahren gestorben. Er hat also in der überarbeiteten zweiten Fassung Spinellos Leben um fünfzehn Jahre verlängert – offenbar, weil ihn das noch verehrungswürdiger machte. Ich erwähnte bereits, daß Vasari seine Künstler stets älter macht, als sie bei ihrem Tod tatsächlich waren, da sie für ihn die moderne Entsprechung der biblischen Patriarchen sind. Spinello Aretino, Bürger *par excellence*, der von den Bewohnern seiner Stadt geehrt wurde, als er ›sehr alt‹ war, ist ein solcher Patriarch – ein Patriarch aus Arezzo im besonderen und der Geschichte der Kunst im allgemeinen.

SPINELLO ARETINO, SEINE FAMILIE UND SEINE VATERSTADT

Als patriarchalische Figur herrscht Spinello Aretino über eine Familie von Künstlern, echte und erfundene. Bevor wir uns jedoch seinen Nachkommen zuwenden, wollen wir uns den außergewöhnlichen Tod ansehen, den sich Vasari für ihn ausgedacht hat. In hohem Alter malte Spinello ein Fresko, das den Sieg des Heiligen Michael über Luzifer zeigt, und zwar in der Art ›alter Künstler‹, wie Vasari schreibt, eine Anspielung auf Spinellos Rolle als einer der Ahnen der Kunst, als einer der ganz frühen Maler. In Vasaris Mär geriet dieser Luzifer so gräßlich, daß er aus Rache dem Maler im Traume erschien, aus dem dieser dann in großer Furcht erwachte. Und obwohl seine Frau ihm beistand, erholte sich Spinello nie wieder von dieser furchtbaren Erscheinung und starb kurze Zeit später an den Folgen des Schocks. Vasari betont bei dieser Gelegenheit nochmals, daß Spinello zum Zeitpunkt seines schrecklichen Todes zweiundneunzig Jahre alt gewesen sei, und ist gewitzt genug, uns mit dem düsteren, höchst anschaulichen und unvergeßlichen Bild eines ehrwürdigen Künstlers zu entlassen, der im hohen Alter aufgeben muß.

Laut Vasari hinterließ Spinello zwei Söhne, Forzore und den bereits erwähnten Parri. Forzore war in Wirklichkeit ein Neffe Spinellos, der Sohn seines Bruders Niccolò. Das Leben des Parri di Spinello Spinelli oder Parri Spinelli, wie er genannt wird, ähnelt in den Grundzügen dem seines Vaters. Für Vasari ist es eine weitere Gelegenheit, über Arezzo zu sprechen. Er führt die Geschichte der Spinelli-Familie weiter, wenn er sagt, Parri sei viele Jahre nicht in Arezzo gewesen, aber nach dem Tod seines Vaters von Verwandten zurückgerufen worden. Dort malte er ein Fresko von Beato Tommasuolo. Die Erwähnung dieses Werkes nimmt Vasari zum Anlaß, eine Geschichte darüber einzuflechten, was dieser Heilige einmal in Arezzo getan hat. Er hatte den Aretinern gepredigt, hatte versucht, sie zu einem Leben in Frieden zu bewegen und sie ermahnt, von ihrer unfriedlichen Art abzulassen, aber er mußte schließlich einsehen, daß er seine Zeit vergeudete. Eines Tages betrat er den Palast, wo der Rat der Sechzig tagte, und als er sah, daß sie keine anderen Beschlüsse faßten als solche, die der Stadt schadeten, dachte er sich etwas aus. Er wartete, bis der Saal voller Ratsherren war, versteckte glühende Kohlen in seiner Kleidung, trat kühn hervor, warf den Sechzig die Kohlen vor die Füße und sprach: ›Ihr Herren, das Feuer ist unter Euch, darum habt acht Euer Verderben zu verhüten!‹ Mit diesen Worten ging er, aber – da es Gott gefiel – hatte die Warnung eine so starke Wirkung, daß er mit der Tat erreichte, was er zuvor mit Predigen und Drohen nicht erreicht hatte: Endlich geeint, regierten die Ratsherren die Stadt viele Jahre lang in Eintracht und Ruhe.

Hier unterbricht Vasari unvermittelt mit den Worten: ›Doch wollen wir zu Parri zurückkehren‹, und wir stellen fest, daß wir vom Leben des Heiligen so gefesselt waren, daß wir erst jetzt bemerken, daß Vasari von Parri abgeschweift war. In Wahrheit ist er natürlich keineswegs abgeschweift, denn die eingeschobene Legende, selbst ein lebendiges Fresko in Worten, verknüpft das Leben des Künstlers und die Geschichte seiner Vaterstadt. Die Wiederholung der Worte des Heiligen an die Aretiner erinnert an Vasaris Erwähnung eines Streites unter den Bürgern der Stadt, der Parris Vater dazu veranlaßt hatte, seine Familie aus Arezzo fortzubringen. In weiterem Sinn erinnert Beato Tommasuolos hitzige Beschimpfung der Aretiner an die Predigten von San Bernardino, Savonarola, und anderer Heiliger, die die Florentiner und Aretiner zur Reue ermahnten, da ihre Verdammung nahe sei, und an Beato Tommasuolos Geschichte erkennen wir, daß Vasari die geschickte Rhetorik solch eifernder Redner selbst ausgezeichnet beherrscht.

In Parri Spinellis mit Heiligen wohlversorgtem Leben taucht als zentrale Gestalt weiterhin der Heilige Bernhardin auf. Vasari schreibt, Bernhardin sei mit seinen ›Ordensbrüdern‹ oder ›frati‹ nach Arezzo gekommen, habe viele Menschen bekehrt und bei Parri ein Modell für eine Kirche in Sargiano in Auftrag gegeben. Dann, so Vasari, habe der Heilige die Bürger von Arezzo in einer Prozession dorthin geleitet und eine Predigt gehalten. Später ließ er dort eine Kapelle errichten, nämlich Santa Maria delle Grazie. Der Heilige Bernhardin bat Parri angeblich auch darum, die glorreiche Maria zu malen, die alle Einwohner Arezzos mit ihrem Mantel schirme – ein wundertätiges Bild. Die Stadt erbaute dort später eine Kirche, fügt Vasari hinzu, die Parris Muttergottes beherbergte. Vasari schreibt auch, Parri habe im Dom das Bildnis des Heiligen Bernhardin gemalt, darunter bildete er die Stadt Arezzo ab. Vasari verwebt also die Biographie des Künstlers mit dem Leben des Heiligen und diese beiden wiederum mit dem kommunalen und kirchlichen Leben Arezzos. Parris Leben, könnte man sagen, ist in das Leben dieser Heiligen eingebettet. Die Künstlerbiographie verschmilzt mit dem weiter gespannten Bereich der Hagiographie.

Die Geschichte von Heiligen, die Harmonie nach Arezzo brachten, wo vorher Zwietracht herrschte, bereitet den Boden für zwei fiktionale Episoden in Parris Leben. In der ersten wurde er angeblich von bewaffneten Verwandten attackiert, mit denen er wegen einer Mitgift im Streit lag. Vasari behauptet, die Figuren, die Parri danach malte, hätten seine große Angst während dieses Angriffs gespiegelt. In der zweiten Episode wird Parri von Menschen beschimpft, die neidisch auf ihn sind. In beiden erfundenen Geschichten klingt das Motiv der Zwietracht unter Mitbürgern an, die zu Vasaris Geschichte von Arezzo gehört. Parri reagiert auf diese Beleidigungen, indem er eine Höllenszene mit brennenden Zungen malt, mit einem verdammenden Christus darüber. Die Angriffe auf Parri, körperlich und verbal, gehören zu jener ›discordia‹, die der Heilige Thomassus und der Heilige Bernhardin aus Arezzo vertreiben wollten, und Parris Gemälde der brennenden Zungen in der Hölle ist indirekt mit Vasaris Geschichte von Tommasuolo verbunden, der die Aretiner in den Feuern der Hölle sieht, bevor sie ihr Verhalten ändern. Nicht nur ist Parris Leben mit dem Leben dieser Heiligen verbunden, in seiner Biographie gibt es ebensoviel Pathos wie im Leben dieser gepeinigten Heiligen.

Uns entgeht die Bedeutungsfülle von Vasaris Fiktion, wenn wir nicht auf ihre Familienbande achten. Parris Furcht nach dem Angriff auf ihn und die Furcht seiner gemalten Figuren stehen in Zusammenhang mit Spinellos Furcht vor der Figur, die er selbst gemalt hatte. Spinello wird von Luzifer attackiert, dem Inbegriff der Falschheit, und Parri wird auf ähnliche Weise von jenen beschimpft, die er in seiner gemalten Verdammung einer solchen Falschheit bezichtigt – denn in seinem Gemälde schreibt Parri an jene, die ihn beschimpften, ›a lingua dolosa‹ (›den bösen Zungen‹); ›dolosa‹ kommt vom lateinischen ›dolus‹ für Arglist.

In diese Fiktionen von Spinello und Parri streut Vasari Details ihres Familienlebens, von denen ich bereits sprach – Spinellos

Empfang durch seine Familie, als er nach Arezzo zurückkehrt, Parris Rückkehr nach Arezzo, als er nach Spinellos Tod zurückgerufen wird. Hinzu kommt die Schilderung von Forzores Werken, den Vasari als Parris Bruder präsentiert. Vasari dichtet Parri sogar eine Schwester an, die nach Parris Entwürfen Szenen aus dem Leben des San Donato gestickt habe. Und schließlich bringt Vasari Spinello und seinen Sohn Parri zusammen, wenn er berichtet, daß Parri neben seinem Vater in San Agostino beigesetzt sei, auch wenn es keinerlei Beweise dafür gibt, daß sie tatsächlich am gleichen Ort beerdigt wurden. Vasaris Bild der vereinten Gebeine von Vater und Sohn ist das angemessene Ende zweier Viten, die Vasari in einem fiktiven Familienroman miteinander verbindet, in dem sich die Ehre eines Gemeinwesens spiegelt, das sich um Frieden und Eintracht bemüht. Indem er Spinello und Parri so nachhaltig mit dem religiösen und politischen Leben Arezzos verbindet, zeigt Vasari, wie unlösbar das Leben dieser Familie mit der Geschichte der Stadt verknüpft war – und die ist hier Vasaris eigene Vaterstadt.

RUHM UND EHRE DER FAMILIE DELLA ROBBIA

Die Viten der Familien ähneln sich, in mancherlei Hinsicht aber sind sie auch verschieden. Jede der Familiengeschichten Vasaris hat eigene Besonderheiten, Motive oder Bilder. Nehmen wir zum Beispiel die des Luca della Robbia, die sowohl die Biographie eines außergewöhnlichen Künstlers als auch die Geschichte jener bemerkenswerten Künstlerfamilie erzählt, die aufgrund der besonderen Glasur ihrer Terrakotten zu legendärem Ruf kam.

Zu Beginn seiner Luca-Biographie entwirft Vasari ein unvergeßliches Bild des Künstlers, der Tag und Nacht mit dem Meißel arbeitet und dabei extreme Entbehrungen erduldet. Dieses Portrait des idealen Künstlers, eine mustergültige Verkörperung von ›industria‹, Fleiß, erinnert an eine andere, ebenso anschauliche Schilderung des fleißigen Künstlers, die des alternden Michelangelo, der bis in die Nacht hinein bei Kerzenschein an seiner *Pietà* arbeitet. Was das Bild des Luca von anderen unterscheidet, die zu dem Typus ›industria‹ gehören, ist die überaus präzise und plastische Beschreibung des Künstlers, der nachts bei der Arbeit friert und aus Sägespänen ein Feuer macht, um sich die Füße zu wärmen. Luca als Verkörperung der Hingabe und der Professionalität steht für alle Künstler, die bereit sind, in ihrem Streben Kälte, Hitze, Durst und alle erdenklichen Mühseligkeiten zu ertragen. Eine solche Askese ist fast eines Heiligen würdig. Das Bild Lucas, als Individuum ebenso wie als Typus, betrifft auch die Familie. Die spätere ›gloria‹ der Della Robbia gründet sich darauf, daß ihr Ahnherr allen Widrigkeiten trotzte. Lucas Leiden ist untrennbar mit der Gründungsgeschichte dieses ruhmvollen Geschlechts von Künstlern verbunden.

Vasari fiktionalisiert Lucas Biographie mit der Einflechtung, eines seiner wichtigsten Projekte – die ›Cantoria‹ des Doms – sei auf Befehl Vieri de' Medicis entstanden, ›damals ein sehr beliebter Mitbürger‹, der Luca schätzte. Dies ist eine der ersten Stellen des Buchs, wo Vasari künstlerischen Ruhm mit dem Namen der glorreichen Medici verbindet. Was macht es schon, daß Vieri de' Medici mit Lucas Werk nichts zu tun hatte. Da später so viele Kunstwerke zum Ruhm der Medici entstanden – nicht zuletzt Vasaris eigene – nehmen wir Vasaris Erfindung hin, ohne sie in Frage zu stellen. Sein Hinweis auf angebliches Mäzenatentum klingt auch hier durchaus wahr.

Das zentrale Ereignis in Lucas Leben, das seiner Familie Ruhm und Ehre beschert, ist seine Erfindung einer besonderen Glasur für Majoliken. Aus verschiedenen Mineralien und Tonmixturen hergestellt und in einem speziellen Schmelzofen gebrannt, sind Della Robbias Terrakotten bemerkenswert haltbar, sozusagen ›fast ewig‹. Vasari meint, daß er für diese Erfindung, das Ergebnis ›vielfach angestellter Versuche‹, den Dank aller kommenden Generationen verdient habe. Er verweilt lange bei Lucas einzigartigen Keramiken für die Medici – bei den Kacheln für Piero de' Medici in dem Palast, den ›sein Vater Cosimo‹ erbaut hatte, und bei den von Piero für San Miniato in Auftrag gegebenen Arbeiten. So rundet Vasari die Geschichte eines Künstlers ab, dessen Ruhm eng mit dem dieser erlauchten Familie verknüpft ist. Fraglos hängt Vasaris deutliche Sympathie für Luca nicht nur mit Vasaris eigener Verbindung zu den Medici, sondern auch damit zusammen, daß er selbst einer Familie von Töpfern oder ›vasai‹ entstammt, die mit Terrakotta arbeitete. Vasari mag sich vorgestellt haben, daß Lucas Beharrlichkeit in der Ausübung seiner Kunst durchaus auch für die Beharrlichkeit seiner eigenen Vorfahren steht.

Der zweite Teil von Lucas Vita mündet in eine teilweise erfundene Familiengeschichte. Vasari glaubt oder gibt vor, daß Agostino di Duccio und Ottaviano d'Antonio di Duccio Brüder von Luca sind und schlägt so deren Werke der Della Robbia-Familie zu. Außerdem erwähnt er Lucas Neffen, der ebenfalls Luca hieß und Gelehrter war, und er erwähnt die beiden Söhne von Andrea, die ›frati‹ in San Marco waren und angeblich von Savonarola selbst eingekleidet wurden. Andrea hatte weitere Söhne: Giovanni, der Künstler wurde (und der drei Söhne hatte, Marco, Lucantonio und Simone), Luca und Girolamo. Der jüngere Luca fertigte im Vatikan unter Anleitung Raffaels glasierte Reliefs für Papst Leo X. an, Girolamo soll für den französischen König gearbeitet haben und dabei zu großem Reichtum und Ruhm gekommen sein.

Vasari erzählt uns von Lucas und Girolamos letzten Lebenstagen, bevor er sagt, das ›Haus‹ der Della Robbia sei nun ›verschlossen‹, die Familie ›erloschen‹. Doch dank Luca und seiner Familie – dem Della Robbia-Clan, könnte man sagen – wurde die Welt reicher, ›arrichito‹. Trotz des Erlöschens des Geschlechts der Della Robbia, bescherte Luca, der große Patriarch des Hauses, seiner Familie ›dauernden Ruhm und unsterbliches Lob‹. Wenn Vasari abschließend bemerkt, Luca sei nicht aus ›Trägheit‹ von Marmor zu Bronze und schließlich zu Ton übergegangen, ruft er nochmals das Anfangsbild des fleißigen Luca ins Gedächtnis, der sich trotz großer Unannehmlichkeiten plagte. Und Vasari betont, nur dank Lucas Beharrlichkeit ungeachtet aller Widrigkeiten habe seine Familie dauernden Ruhm erlangt. Das Bild des bibbernden Luca, der sich bei der nächtlichen Arbeit die Füße wärmt, ist das zentrale Symbol in Vasaris Darstellung vom Aufstieg der Familie Della Robbia zu ewigem Ruhm.

GHIBERTIS VATER ALS PATRIARCH

Vasaris Darstellung berühmter Künstlerfamilien zeigt auch, wie die Künstler selbst über den Ruhm ihrer Familie denken. Ghiberti beispielsweise portraitierte sich und seinen Sohn Vittorio auf der gefeierten Paradiestür und deutet damit, wie manche meinen, seine Rolle als Paterfamilias an, denn indem er sich und seinen Sohn neben Isaak und dessen Sohn Jakob sowie neben Jakobs Sohn Joseph abbildet, macht er sich zum Patriarch unter Patriarchen. Jakobs Söhne sind die Stämme Israels; Familie und Staat sind eins. Und wenn er sein Bildnis auf die Tür jenes Bauwerkes setzt, in dem alle Florentiner getauft wurden, bindet Ghiberti überdies die Identität seiner Familie an seine Stellung im Gemeinwesen.

In Ghibertis Vita führt Vasari dessen Selbstbild weiter aus, doch da er immer auf der Suche nach den Vätern und Vorvätern der Künstler ist, verweilt er bei Ghibertis Vater Bartolo, oder Bartoluccio, wie er ihn nennt. Er sagt, Ghiberti habe seine ersten Unterweisungen in der Kunst von Bartoluccio erhalten, selbst ein herausragender Meister, aber Lorenzo habe seinen Vater schließlich überflügelt. Es ist wenig wahrscheinlich, daß Vasari etwas über Bartoluccios Arbeiten wußte. 1400, in einer Zeit ›bürgerlicher Zwistigkeiten‹, verließ Ghiberti Florenz, wie Vasari berichtet, wobei er Ghibertis eigener Darstellung in dessen *Commentarii* folgt. Bartoluccio habe aber an Lorenzo geschrieben, ihm von dem Vorhaben der Baptisterium-Tür berichtet und seinen Sohn gedrängt, nach Florenz zurückzukehren. Dieser Brief ›setzte das Gemüt Lorenzos sehr in Bewegung‹, er kam also zurück und fertigte, wie Vasari sich ausmalt, unter Anleitung seines Vaters ein Probestück an. Mit Bartoluccios Hilfe goß Lorenzo die Bronze und gewann den Wettbewerb. Ein weiteres Mal breitet Vasari die Geschichte eines Vaters vor uns aus, der seinen Sohn in der Kunst leitet, und eines Sohnes, der dem Willen seines Vaters in der Kunst folgt und damit Sohnesliebe beweist. Wenn Vasari schreibt, daß Brunelleschi und Donatello, nachdem sie Ghibertis Probestück gesehen hatten, sich um des ›öffentlichen Vorteils‹ willen aus dem Wettbewerb zurückzogen, beendet er ein Kapitel in Ghibertis Vita, das mit ›bürgerlichen Zwistigkeiten‹ begann und mit ›concordia‹ schließt – Künstler geeint im Bemühen um das Wohl ihrer Stadt. In diesem Kapitel spielt Bartoluccio, der Patriarch der Familie Ghiberti, die zentrale Rolle, denn er bildet seinen Sohn aus, ermutigt ihn, leitet ihn und hilft ihm schließlich. Es ist völlig gleichgültig, daß Bartolo in Wahrheit Ghibertis Pflegevater war, daß dessen leiblicher Vater Cione war, daß Vasari überhaupt nichts Näheres über Lorenzos tatsächliche Beziehung zu Bartoluccio weiß. Was hier zählt, ist die Tatsache, daß für Vasari Bartoluccio Ghibertis Vater ist.

Vasari betont Bartoluccios Rolle in Ghibertis Leben und gibt ihr noch größeres Gewicht, wenn er sagt, daß Ghibertis Selbstportrait auf der Paradiestür Bartoluccio darstelle, und das Portrait, das in Wahrheit Ghibertis Sohn Vittorio zeigt, Ghiberti selbst sei. Der Sinn bleibt der gleiche, nur daß Vasari Bartoluccios überragende Bedeutung in Lorenzos Leben herausstreichen will. Ghiberti mag sich selbst als Patriarchen feiern, Vasari rundet die Familiengeschichte ab, indem er den Blick auf den Vater des Künstlers lenkt.

Vasari führt die Ghiberti-Genealogie mit Ghibertis Sohn Vittorio weiter (und verwechselt ihn mit Buonaccorso, Ghibertis Enkelsohn). Er erwähnt Ghibertis Tod in hohem Alter und kommt dann erneut auf die vermeintlichen Portraits von Lorenzo und dessen Vater Bartoluccio auf der Paradiestür zu sprechen. Er hält uns Bartoluccio mit bemerkenswerter Phantasie vor Augen. Er behauptet sogar, Ghibertis Urenkel, der ebenfalls Vittorio heißt (Buonaccorsos Sohn), habe ihm, Vasari, sehr gute Zeichnungen von Bartoluccio und anderen gegeben, die sich immer noch in seiner Sammlung von Zeichnungen befänden. Bartoluccio, eine recht ungewisse Gestalt der Kunstgeschichte, über die wir praktisch nichts wissen, behauptet so in Vasaris fiktionalisierter Ghiberti-Biographie von Anfang bis Ende eine zentrale Position. Wir sehen, wie er seinen Sohn unterrichtet und anleitet, wir sehen ihn auf der Paradiestür und schließlich sehen wir seine beispielhafte Kunst in Vasaris Zeichensammlung aufbewahrt.

Ein letztes Wort über Ghibertis Familie. Vasari sagt, er habe die Zeichnungen 1528 von Vittorio erhalten, als er ›sehr jung‹ gewesen sei, und er habe die Zeichnungen seither ›in Ehren‹ gehalten – nicht nur, weil sie schön seien, sondern auch ›zum Gedächtnis jener alten Meister‹. Bartoluccio ist einer der Vorväter der Kunst und Vasari verehrte sie, wie er seine eigenen Vorväter verehrt. Stolz auf seine enge Freundschaft mit Vittorio, ist er auch stolz, aus diesem Grund sozusagen ein ›familiare‹, ein Angehöriger Vittorios zu sein,

Sohn des Buonaccorso, Sohn des Vittorio, Sohn des Lorenzo, Sohn des Bartoluccio, des großen Patriarchen der Familie Ghiberti, dessen Bildnis er auf der Paradiestür sieht. Vasari ist stolz, in ›familiarità‹ zu Ghiberti zu stehen, wie er auch auf seine enge Verbindung zu den Medici stolz ist, denn in beiden Fällen – einmal künstlerisch, einmal politisch – identifiziert er sich mit der ›gloria‹ einer bedeutenden Familie.

UCCELLOS HÄUSLICHE PROBLEME

Vasari geht nicht immer so stark auf die Familie eines Künstlers ein, wie er es in den Viten von Spinello, Della Robbia und Ghiberti tut. So sagt er nahezu nichts über die Familie von Ghibertis Protegé Paolo Uccello. Ich sage ›nahezu‹, denn die kurze Schlußpassage in Uccellos Vita handelt von seiner Familie, und sie wurde trotz ihrer Kürze legendär.

Er schreibt, bei seinem Tode habe Uccello eine Tochter hinterlassen, die sich auf das Zeichnen verstand, sowie eine Ehefrau, und er fügt hinzu, wenn Uccello nachts gearbeitet und seine Frau ihn ermahnt habe, sich schlafen zu legen, habe er geantwortet: ›O welch ein anmutig Ding ist diese Perspektive!‹ – ›Oh che dolce cosa è questa prospettiva‹. Wie Michelangelo, arbeitet Uccello in die Nacht hinein und geht völlig in seiner Kunst auf. Man könnte fast, mit Michelangelos Worten, sagen, Uccello sei mit seiner Kunst verheiratet, seine Kunstwerke seine Nachkommen gewesen.

Selbstverständlich ist diese Darstellung Uccellos, der das Rufen seiner Frau ignoriert, reine Fiktion, aber sie ist vielsagend, da sie ganz lebensnah von Uccellos unermüdlicher Erforschung der Perspektive berichtet. Diese erfundene Geschichte ist allerdings derart mitreißend, daß sie für bare Münze genommen wird. Frederick Hartt beruft sich in seinem berühmten Geschichtswerk über die italienische Renaissance auf Vasari, nach dessen Angaben Uccello ›sich geweigert habe, seiner Frau in die Schlafkammer zu folgen‹. Hartt bemerkte nicht, daß Vasari hier, wie an vielen anderen Stellen, frei erfindet. Er vergißt jede Skepsis und überläßt sich bereitwillig Vasaris Anekdote. Im Grunde tut er noch mehr: Er schreibt sie um, schmückt sie poetisch aus und benennt ihre Implikationen, indem er Vasari paraphrasiert. Während Vasari seinen Uccello ausrufen läßt: ›O welch ein anmutig Ding ist diese Perspektive!‹, läßt der moderne Gelehrte Vasaris Uccello sagen: ›O welch süße Geliebte ist diese Perspektive!‹ Diese freie Übersetzung spielt darauf an, daß die Perspektive, wie eine Geliebte, den Künstler aus dem Ehebett fernhält. Die Vorstellung der Perspektive als einer Geliebten gründet auf dem weiblichen Genus von ›la prospettiva‹. Wie allgemein bekannt, erscheint ›la prospettiva‹ in Pollaiuolos Grabmal für Papst Sixtus IV. als Frau.

In der Süße von Paolos geliebter Perspektive klingt ungeheuer viel an. In der toskanischen Dichtung ist ›dolcezza‹ ein Wort, das Dichter immer wieder im Zusammenhang mit der geliebten Frau benutzen – so, wenn Petrarca von Lauras ›süßen Worten‹ oder Poliziano vom ›süßen Lächeln‹ einer Nymphe spricht. Bei Dante ist die Liebe selbst ›süß‹ oder ›dolce‹. Die ›dolcezza‹ der Perspektive entspricht der ›Süße‹ von Uccellos Geliebter. Künstler, sagt Vasari mehrfach, studieren ›con amore‹, mit Liebe, und Vasaris Bild ist das eines verliebten Künstlers. Diese Liebe steht allerdings im Widerstreit mit der Liebe zu seiner Frau. Das Bild Uccellos, der seine geliebte süße Perspektive preist, gräbt sich dank Vasaris Erzähltalent ebenso in die Phantasie ein wie das Bild von Uccellos Frau, die, allein im Bett, ständig nach ihm ruft – eine Erinnerung daran, daß Liebe süß aber auch bitter ist: ›amari aliquid‹.

DAS GEMEINWESEN BEI MASACCIO

Wenn Vasari wenig über Uccellos Familie weiß und lediglich dessen Ehefrau und dessen Tochter erwähnt, weiß er von der Masaccios noch weniger. Er weiß nur, daß der Künstler aus San Giovanni di Valdarno stammt. Höhepunkt von Masaccios Laufbahn und Mittelpunkt von Vasaris Biographie über ihn ist sein großes Freskenwerk in der Kirche Santa Maria del Carmine. Dazu gehörte auch ein chiaroscuro-Fresko mit Szenen der Weihe der Kirche am 19. April 1422, das Ende des sechzehnten Jahrhunderts zerstört wurde. Das Fresko zeigt eine Prozession, und Vasari meint, viele der abgebildeten Bürger zu erkennen – Brunelleschi, Donatello und Masolino, aber auch Niccolò da Uzzano, Giovanni di

Bicci de' Medici und Bartolomeo Valori. Er fügt hinzu, all diese Portraits existierten auch, ebenfalls von Masaccio gemalt, im Haus des Simone Corsi.

Doch waren die Bürger auf Masaccios Fresko tatsächlich die Männer, als die Vasari sie identifiziert? Wir sind, ganz grundsätzlich gesprochen, bei der Lektüre von Vasari immer gut beraten, viele seiner Beobachtungen als ›fantasia‹ zu werten, bis wir mit Hilfe anderer Quellen das Gegenteil beweisen können. Vasari nutzt Masaccios Fresko als Gelegenheit, berühmten Florentinern, Künstlern wie Patriziern, ein Denkmal zu setzen. Als idealisiertes Bild der Stadt, das sich aus erfundenen Portraits zusammensetzt, steht Masaccios Fresko bei Vasari neben Andrea da Firenzes früherem Fresko, das Florenz als triumphierende Kirche zeigt. Vasari projiziert fraglos phantasierte Portraits berühmter Bürger in Masaccios Werk hinein, wie er es bei dem früheren Fresko auch schon getan hatte. Als berühmte Bürger repräsentieren Niccolò da Uzzano, Giovanni di Bicci de' Medici und die anderen die glanzvollen Familien oder Geschlechter der Stadt, und obwohl Donatello und Masolino, die angeblich auch zu sehen sind, keine solchen Familien vertreten, adelt sie ihre Nähe zu diesen. Künstler sind zwar keine ›Verwandten‹ dieser bedeutenden Bürger, doch Vasaris Art der Darstellung legt nahe, daß sie ihnen in gewisser Weise verwandt sind.

Die Namen der Künstler sind ebenso ruhmreich wie die Namen der Patrizier, die ihre Auftraggeber waren. Vasari verherrlicht auch Masaccios Fresken in der Brancacci-Kapelle, wenn er anmerkt, diese Fresken seien von allen großen Florentiner Künstlern auf das genaueste studiert worden, und er nennt unter anderen Fra Angelico, Lippo Lippi, dessen Sohn Filippino (der die Fresken beendete), Baldovinetti, Castagno, Verrocchio, Ghirlandaio, Botticelli, Leonardo, Perugino, Fra Bartolommeo, Albertinelli, Raffael, Granacci, Lorenzo di Credi, Ridolfo Ghirlandaio, Andrea del Sarto, Rosso, Franciabigio, Bandinelli, Beruguete, Pontormo, Perino del Vaga, Nunziata und vor allem Michelangelo.

Alle durch Masaccios Werk verbundenen Künstler gehören, könnte man sagen, zum ›Orden‹ seiner Jünger, geeint als Anhänger eines Heiligen. Dieses Bild ist durchaus passend, denn Vasari schildert Masaccios Askese und sein weltfernes Leben, sein Desinteresse an Geld und materiellen Dingen als heilig. Masaccios

Anhänger gehören somit auch jener Familie der Kunst an, zu deren großen Patriarchen Masaccio zählt. Vasari bezeichnet ihn als einen der ›capi‹ der Kunst und beschwört damit das Bild eines Familien- oder Staatsoberhauptes. Als bedeutender Patriarch in der Familie der Kunst ist Masaccio auch ein bedeutender Bürger – selbst wenn die Herkunft seiner Familie im dunkeln liegt.

Als schreibe er über einen bedeutenden Bürger, einen ›pater patriæ‹, läßt Vasari, dem *Libro di Antonio Billi* folgend, Brunelleschi bei Masaccios Tod sagen: ›Wir haben einen großen Verlust erlitten.‹ Vasari beendet seine Biographie mit dem Hinweis, Masaccio, der in Rom starb, liege in Santa Maria del Carmine begraben – just in der Kirche, wo sein Werk von seinem Ruhm zeugt, wie auch von dem Ruhm all jener bedeutenden Bürger, die er dort verewigt haben soll. Wenn Vasari sagt, Masaccio sei ›in seiner schönsten Blüte‹ dahingerafft worden, verweist er auf Fabio Segnis Grabinschrift über Masaccios Tod ›sub flore‹, die er an den Schluß der Biographie stellt. Vasari verwendet ›fiorire‹ und ›flore‹, blühen, um Masaccio mit dem Ruhm von ›Fiorenza‹, der Stadt der Flora zu verbinden. Seine Beschreibung kommt fast einem Symbol für den Künstler gleich, der trotz seines bescheidenen Auftretens und seiner vermutlich bescheidenen Herkunft den Adel der Kunst verkörpert – ein Künstler, dem in der Geschichte von Florenz ein Platz neben den hochillustren Bürgern, den Söhnen großer Familien zukommt, die er abbildete.

FAMILIÄRE VERTRAUTHEIT ZWISCHEN KÜNSTLER UND MÄZEN

Wenn Vasari in den Szenen, in denen berühmte Bürger abgebildet sind, auch die Portraits von Künstlern sieht, nähert er diese in gewisser Weise an das Patriziat an, schafft zwischen ihnen und ihren Auftraggebern eine Ebene familiärer Vertrautheit. Diese Art von Vertrautheit wird zum zentralen Motiv in den Viten von Michelozzo und Donatello, deren Leben, wie das Della Robbias, wenn auch weitaus stärker, mit dem ihrer Mäzene, den Medici, verwoben war.

Vasari betont, daß Michelozzo als Architekt für Cosimo de' Medici den angesehenen Palazzo Medici erbaute. Er war ein ›familiare‹ Cosimos. Vasari schmückt diese Beziehung mit dem Hinweis aus, als Cosimo nach Venedig ins Exil mußte, sei Michelozzo, ›der ihn sehr liebte‹, mit ihm gegangen. Für diese Reise des Künstlers gibt es keinerlei Beweise, wir können sie als erfunden ansehen. Vasari spinnt die Legende weiter und berichtet, sich auf Michelangelo berufend, über Michelozzos Arbeiten in Venedig. Er führt das Motiv der miteinander verwobenen Lebensläufe weiter mit der Beschreibung, wie Cosimo 1434 wieder in seine Vaterstadt zurückkehrte: Er ›kehrte fast im Triumph heim, und mit ihm kam auch Michelozzo wiederum nach Florenz‹. Es scheint fast, als sollten wir uns Cosimo als Kaiser vorstellen, als modernen Augustus, der ein ›pater patriæ‹ war und wie ein ›König‹ durch Triumphbögen in die Stadt hineinritt, Seite an Seite mit seinem ›familiare‹ Michelozzo. Die Biographie endet mit einer detaillierten Aufzählung aller Werke, die Michelozzo unter dem Patronat Cosimos und seiner Söhne ausführte – darunter auch die Sakralbauten San Marco, Santa Croce und San Miniato, Villen in der Umgebung von Florenz, sowie die Embleme und Wappen der Medici. Cosimo wird mit einem modernen Augustus verglichen, der ein modernes Rom schafft, indem er seine unermeßlichen Bauprojekte auf das ›impero‹ Toskana ausweitet. Dieses Bild wird noch verstärkt durch Cosimos Verbindung mit Vasaris majestätischem Auftraggeber, Cosimo il Vecchios Namensvetter Herzog Cosimo de' Medici. Der Palazzo Vecchio, später Herzog Cosimos Residenz, wurde von Michelozzo beträchtlich erweitert. Die Geschichte des Künstlers verschmilzt auf diese Weise zunehmend mit der Geschichte der beiden Cosimos.

Da ist es nur angemessen, daß Vasari gegen Ende von Michelozzos Vita auf ein Fresko zu sprechen kommt, auf dem Michelozzo acht Kaiser portraitierte, denen er dann Cosimos Bildnis hinzufügt, als sei auch er ein Kaiser. Kann es sein, daß Vasari, rückwärts gewandt, die Identität seines eigenen Gönners Herzog Cosimo als neuer Augustus in das Bildnis von Michelozzos Gönner Cosimo il Vecchio projizierte? Cosimos Ruhm ist ebenso Michelozzos Ruhm, denn wie Vasari ja sagt, schätzte Cosimo Michelozzo ›wie man nur einen Freund wert halten kann‹. Als Baumeister des Palasts und der Villen der Medici gehört er für Vasari nahezu selbst zu diesem quasi-kaiserlichen Geschlecht, ist nahezu ein Mitglied der Familie.

Donatello, Michelozzos berühmterer Kollege, war mit den Medici ebenso eng verbunden. Vasari beginnt dessen erfundene Biographie mit der Bemerkung, er sei von den Martelli erzogen worden. Vasari kann sich Donatellos Kindheit in der Familie Martelli aufgrund einer David-Statue vorstellen, die er in deren Palast gesehen und dem Bildhauer zugeschrieben hat. Auf diese Weise verbindet Vasari Donatello mit einer ›vornehmen Familie‹, die zu den Verbündeten der Medici zählte. Die Martellis gehörten zu den ›sieben Familien‹ (neben den Rondinelli, Ginori, Della Stufa, Neroni, Ciai und Marignolli), die in San Lorenzo, der Pfarrkirche der Medici, Kapellen hatten. Und wie diese Familien den Medici verbunden waren, war Donatello bereits in seiner erfundenen Jugend über die Martellis mit ihnen verknüpft.

Vasari berichtet dann von den Arbeiten, die Donatello für Cosimo de' Medici ausführte, vor allem für dessen Palast, darunter auch die antiken runden Marmorbilder im dortigen Innenhof. Laut Vasari ›verehrte Cosimo die Kunst und Geschicklichkeit Donatos‹ so sehr, daß er den Künstler ständig beschäftigte, umgekehrt liebte Donatello Cosimo so sehr, daß er ›bei dem leisesten Wink‹ seine Wünsche erriet. Der Künstler ist der perfekte Sohn des ›padrone‹, wie der Auftraggeber der perfekte ›padrone‹ seines Sohnes ist. Auch hier treffen wir wieder auf Geschichten vom Segen des Vaters und der Liebe des Sohnes, nur daß hier der Vater ein Ersatzvater ist.

Vasari spinnt die Geschichte von Cosimo und Donatello weiter, indem er die beiden im Alter miteinander verbindet: Als beide schon sehr alt waren, habe Cosimo seinem Sohn Piero befohlen, Donatello ein Gut bei Caffagiolo zu übertragen, damit dieser dort in Frieden leben könne. Cosimo hinterläßt einen Teil seines Erbes oder Besitzes seinem Adoptivsohn, könnte man sagen, und schenkt dem Künstler ein Gut an eben jenem Ort, wo die Medici selbst eine Villa besaßen. Wie seine Auftraggeber, konnte sich jetzt auch Donatello in eine Villa auf dem Land zurückziehen. (Es spielt keine Rolle, daß Donatello, schreibt Vasari, das Landleben nicht zusagte, er die Villa verkaufte und in die Stadt zurückzog.)

Donatellos enge Verbindung zu den Medici, seine Teilnahme an ihrem Familienleben, wird ganz am Ende seiner Vita noch einmal zum zentralen Motiv, wenn Vasari sagt, Donatello sei in San Lorenzo beigesetzt worden, nahe bei Cosimo, wie Cosimo selbst es angeordnet hatte. Dieser wollte, behauptet Vasari, daß Donatello ihm im Tode nahe sei, wie er ihm im Leben nahe gewesen war. Vasaris Worte werden meist als Fakt hingenommen – auch wenn wir gute Gründe für die Annahme haben, daß diese Fakten, in der lateinischen Wortbedeutung von ›facta‹, von der Phantasie ›gemacht‹, also erfunden sind. Wir glauben Vasari, obwohl wir nichts über die tatsächlichen persönlichen Beziehungen zwischen dem Künstler und seinem Auftraggeber wissen. Vasari erzählt diese Geschichte so, daß wir fast zu sehen glauben, wie Donatello auf Cosimos Wunsch in dessen unmittelbarer Nähe zur Ruhe gebettet wird, als sei er einer von Cosimos Söhnen, als lägen seine sterblichen Überreste im Mausoleum der Familie.

Das genügt Vasari noch nicht. Er erfindet ein prunkvolles Staatsbegräbnis für Donatello, so wie es einflußreichen Bürgern wie Cosimo zuteil wurde. Donatellos Beisetzung ist Michelangelos Beisetzung nachempfunden, die von den Medici bezahlt wurde und die prächtige Beerdigungsfeier, die unter Vasaris Leitung ausgerichtet wurde, machte deutlich, daß Michelangelo wie ein Adoptivsohn in die Medici-Familie aufgenommen worden war. Vasari sagt, Donatellos Tod habe bei seinen Mitbürgern tiefe Trauer ausgelöst, als sei Donatello ein herausragender Bürger der Stadt. Dann stellt er sich ein ›feierliches Leichengepränge‹ in der Kirche vor und behauptet, nicht nur alle Künstler der Stadt, sondern auch ›fast alle Bewohner der Stadt‹ seien seinem Sarg gefolgt. Wenn man Vasaris Beschreibung dieser Beerdigung liest, könnte man meinen, er spräche vom Tode Cosimos – verständlich, da Vasari Donatello in gewisser Weise zu einem ›familiare‹ von Cosimos Familie macht, zu einem Angehörigen seines weitverzweigten Geschlechts.

DONATELLOS VERWANDTE

Wie so häufig, erweitert Vasari auch Donatellos Familie, indem er behauptet, ein gewisser Bildhauer namens Simone sei sein Bruder, obwohl absolut nichts darauf hinweist, daß Donatello Brüder hatte. Dieser Simone habe, so Vasari, am Grabmal Papst Martins V. gearbeitet und Donatello nach Rom gerufen, damit dieser ihm helfe. Vasari gibt ferner vor, Donatello habe mit seinem angeblichen Bruder auch bei der Krönung von Kaiser Sigismondo durch Papst Eugenius mitgewirkt – und verherrlicht Donatello durch diese Verbindung zu solch illustren Persönlichkeiten noch mehr.

Gegen Ende der Biographie führt Vasari weitere Verwandte oder ›parenti‹ von Donatello ein. Er erzählt die Geschichte, wonach Donatello ein Gut in Prato nicht seinen ›parenti‹, sondern jenem Bauern vermacht haben soll, der das Land bestellte. Ich erwähnte dieses Geschenk bereits in Verbindung mit Donatellos liebevollem und großzügigem Wesen (das sich seinem von ›donare‹ abgeleiteten Namen eingegraben hat), möchte hier aber einerseits seine von ihm so grundverschiedenen Verwandten, andererseits die Frage betrachten, wofür sie im Familienleben stehen. Vasari sagt, solche Verwandte hätten ›keine Liebe außer wenn es ihren Vorteil gilt‹ – womit er meint, daß ihre Liebe falsch und unaufrichtig sei. So wie Vasari es schildert, sind Donatellos ›parenti‹ mit Dantes Gianni Schicchi vergleichbar, sie wollen ein Erbe, das sie nicht verdienen. Während Donatello den Bauern belohnt, der ganz im Geiste des Evangeliums das Feld bestellt, gute Früchte erntet und daher das Land erbt, verkörpern seine Angehörigen jene habgierigen Verwandten, die es in allen Florentiner Familien gibt, sei es in Dantes Dichtung, sei es in Boccaccios Geschichten, sei es im wahren Leben. In ihrer Habgier sind sie wie Parri Spinellis erfundene Verwandten, die den Künstler im Streit über eine Mitgift angreifen, und sie sind wie Taddeo Gaddis mißratener Sohn Agnolo, der von Geld korrumpiert wird. Habgier ist eine Todsünde, die alle Familien infiziert, nicht zuletzt auch die von Künstlern. Donatellos erfundene ›parenti‹ erinnern daran: Obwohl es sie nie gab, sind sie lebensecht. Sie stehen für all jene Verwandten, die Testamente anfechten, die nach dem Wohlstand ihrer Familienangehörigen greifen.

GIULIANO DA MAIANOS VATER

Giuliano da Maiano ist einer der vielseitigsten Bildhauer zu Donatellos Zeiten. In Giulianos Vita kehrt Vasari zu einem der Leitmotive seines Buches zurück, zu seinem Credo vom klugen Vater. Er hebt mit der Beteuerung an, jene ›Familienväter‹, die ihren Kindern nicht erlaubten, ihren Neigungen zu folgen, begingen ›einen großen Fehler‹. Mit anderen Worten, ungeachtet ihrer eigenen Wünsche erlauben kluge Väter ihren Söhnen, ihren künstlerischen Neigungen zu folgen. Cimabues Vater, der erste Künstlervater, dem wir begegnen, war ein solcher kluger Vater, da er ihn (obwohl er sich wünschte, daß er Grammatik studiere) schließlich die Malerei erlernen ließ. Giulianos Vater, selbst Steinmetz, fand seinen Beruf zu mühsam und zu wenig einträglich und schickte daher seinen Sohn zur Schule, in der Hoffnung, er möge ›Notarius‹ werden. Dies allerdings geschah nicht, denn Giuliano schwänzte oft und machte in seinen Studien keine Fortschritte. Er hatte sich in den Kopf gesetzt, Bildhauer zu werden, und er wurde Bildhauer. Sein Vater hatte eine falsche Entscheidung getroffen, als er Giuliano nicht gestattete, seiner Kunst nachzugehen. Hier ist nicht die Rede von einem ›Gespräch‹ wie bei Cimabue, in dessen Verlauf der Vater schließlich den Wünschen des Sohnes nachgibt. Giulianos Wunsch, mit Stein zu arbeiten, erinnert an Michelangelos scherzhafte Bemerkung, er habe mit der Milch seiner Amme, die mit einem Steinmetz verheiratet war, die Werkzeuge seines Handwerks eingesogen. Vasari sagt, Giuliano verdanke auf ähnliche Weise seine Liebe zur Bildhauerei seiner Herkunft, da er durch sie mit den Steinbrüchen von Maiano verbunden war, ungeachtet aller Ambitionen seines Vaters.

Giulianos Vater ist zwar erfunden, ist aber dennoch die Inkarnation aller realen Väter, die die künstlerischen Neigungen ihrer Söhne mißbilligen. Denken wir an Cellinis Vater, der gegen die künstlerische Ausbildung seines Sohnes protestierte, oder, noch treffender, an Michelangelos Vater, der auf das Zeichnen seines Sohnes mit Gewalt reagierte, da er die Bildhauerei für unwürdig hielt. Vasari erzählt uns im Verlauf von Signorellis Vita (davon später mehr), als er, Vasari, Kind war, habe sein Vater ihn nicht vom Zeichnen abgehalten, obwohl er Giorgio in den Wissenschaften unterrichten ließ, später aber, in seiner Autobiographie, sagt er explizit, sein Vater habe ihn ›liebevoll‹ auf den Pfad der Kunst geleitet. Ist das die Wahrheit über Vasaris Beziehung zu seinem eigenen Vater? War sein Vater wie Cimabues idealisierter Vater, der die Wünsche seines Sohnes respektierte und ihm schließlich seinen Segen gab, ohne Streit und ohne Widerspruch, oder war sein Vater in Wirklichkeit eher wie Giulianos (wie Michelangelos und Cellinis) Vater, der sich den Wünschen seines Sohnes aktiv widersetzte? Wie immer die Antwort darauf lauten mag, wenn Vasari seine erfundene Geschichte von Giulianos Vater und dessen Irrtum erzählt, geht es um ganz reale Spannungen zwischen Künstlern und deren Vätern – Spannungen, die Folge der väterlichen Überzeugung sind, daß Kunst als Beruf nicht richtig, nicht würdig, nicht profitabel genug sei. In der Geschichte von Giulianos Vater, dieser alten und ewig gleichen Geschichte, artikuliert sich eines von Vasaris zentralen Themen, und es ist durchaus denkbar, daß sie auf nicht mehr bestimmbare Weise Vasaris eigene Biographie spiegelt.

PIERO DELLA FRANCESCAS METAPHORISCHER VATER

Vasaris Väter, auch die erfundenen, sind in den meisten Fällen sehr konkret; in mindestens einem Fall jedoch führt er einen metaphorischen Vater ein: den Vater von Piero della Francesca. Er beginnt mit der Erläuterung, Piero trage den Namen seiner Mutter (Francesca), weil sein Vater gestorben sei, als sie noch mit ihm schwanger ging. Sie zog Piero groß und half ihm, jene Stellung im Leben zu erlangen, die das Schicksal ihm bestimmt hatte. Auch wenn er seinen Vater niemals kennenlernte und nicht seinen Namen trug, hatte Piero eine Art ›Vater‹ – einen ›Vater‹, der im Zusammenhang mit dem Leitmotiv seiner Vita auftaucht. Vasari sagt, manchmal werde ein Künstler durch einen anderen, ›der seine Eselshaut mit dem glänzenden Fell des Löwen zu bedecken sucht‹, seines Ruhmes beraubt. Es folgt die Geschichte, wie Fra Luca Pacioli versuchte, ›den Namen Pieros zu vernichten‹, indem er Pieros Werke über Mathematik unter seinem eigenen Namen veröffentlichte. Die Zeit aber enthüllte diesen Betrug und zeigte Pieros Ruhm. In Umkehrung des klassischen Sprichworts ›Die Wahrheit ist die Tochter der Zeit‹, sagt Vasari, Zeit sei ›der Vater der Wahrheit‹, und es ist wohl kein Zufall, daß er unmittelbar darauf davon spricht, daß Piero keinen Vater hatte und den Namen seiner Mutter annahm. Piero mag zwar, wie Vasari sagt, seinen Vater nicht gekannt haben, aber man könnte behaupten, daß sein Vater in Gestalt von Vater Zeit zurückgekehrt sei, um für die Nachwelt die Leistungen seines Sohnes und den mütterlichen Namen zu bewahren.

Es ist vielleicht auch kein Zufall, wenn Pieros Biographie mit der anrührenden Geschichte eines malenden Vaters endet. Es geht um Pieros Zögling Lorentino. Als die Kinder des Malers ihren Vater bitten, zu Karneval ein Schwein zu schlachten, erklärt er, ihm fehle das Geld, um ein Schwein zu kaufen. Dann bittet ihn ein Bauer, den Heiligen Martin zu malen und bezahlt ihn, da auch er kein Geld hat, mit einem Schwein. So erfüllt der Vater den Wunsch seiner Kinder. Die Geschichte erzählt uns vieles – vor allem über die Intervention eines Heiligen als Reaktion auf das Gebet einer Familie.

Vasaris Mär ist auch hinsichtlich des Verhältnisses von Vater und Kindern von Bedeutung. Selbst wenn wir diese Geschichte nicht durch Dickens rührselige Legende wahrnehmen, erkennen wir darin ein denkwürdiges häusliches Pathos. ›Da Ihr kein Geld habt, Väterchen‹, fragen die Kinder bekümmert, ›wie wollt Ihr es anfangen, ein Schwein zu bekommen?‹ Voller Vertrauen (das ist in Vasaris Geschichte das Allerwichtigste) antwortet der Maler: ›Irgend ein Heiliger wird uns dazu verhelfen‹. Als der Heilige in gewisser Weise tatsächlich eingreift, beschreibt Vasari die Reaktion der Kinder nicht, sondern er überläßt es unserer Phantasie, uns ihre Freude vorzustellen. Durch seine Treue und seine gute Arbeit erfüllt der Vater die Wünsche seiner Kinder. Es ist der ideale Vater, der vollkommene Vater, und er erscheint ebenso ostentativ wie ergreifend ausgerechnet in der Vita des vaterlosen Piero.

DAS HÖCHST NOBLE HAUS ALBERTI

Vasaris *Leben* reichen von Geschichten über bescheidene Künstler wie Lorentino, bis zu Erzählungen über Künstler, die wohlhabend oder adlig waren. Die soziale Orientierung der Viten neigt stets dem Adel zu, und das Leben des Leon Battista Alberti bietet Vasari die Gelegenheit, einen Künstler zu feiern, der einer sehr noblen Familie angehörte, ›la nobilissima famiglia degli Alberti‹. Wenn er sagt, Alberti sei in Florenz geboren (und nicht in Genua, wo er tatsächlich zur Welt kam) umgeht er die unangenehme Tatsache, daß sich die Alberti bei seiner Geburt im Exil befanden. Vasari widmet sich lieber Albertis Platz ›nella patria‹, statt auf die Mißlichkeiten einzugehen, die aus der Verbannung seiner Familie aus ihrer Vaterstadt folgten.

Vasari spricht lange über Albertis Leistungen als Künstler und ›Gelehrter‹ und erwähnt, er habe für seinen ›sehr nahen Freund‹ Giovanni Rucellai die Fassade von Santa Maria Novella ausgeführt. Alberti ist also Patrizier unter Patriziern. Vasaris Darstellung des Sohnes aus vornehmem Hause zufolge, hatte er ›feine und lobenswerte Sitten und war ein Freund vorzüglicher Menschen; freigebig und freundlich gegen jedermann‹. Aus diesen Gründen wurde er als ›gentiluomo‹, als Ehrenmann, geachtet.

Alberti war, könnte man sagen, ein Herr unter Herren. Seinerseits ein ›uomo illustre‹, arbeitete er für illustre Auftraggeber wie den Herrn von Rimini und den Marchese von Mantua und errichtete Baudenkmäler, die deren wie seinem eigenen Ruhm dienten. Wie andere Künstler erweiterte auch Alberti das, was wir metaphorisch als ›Domäne der Kunst‹ bezeichnen können. Vasari sagt, Salvestro Fancelli habe, als er in Mantua gewesen sei, viele Projekte nach Albertis ›Willen‹ ausgeführt. Wenn er von diesem angeblichen Salvestro spricht, denkt Vasari an Luca Fancelli, und es ist klar, daß er das tut, denn nachdem er von Salvestro gesprochen hat, erwähnt er einen anderen Luca, einen gewissen ›Luca Fiorentino‹. Dieser Künstler, der zur fraglichen Zeit und auch sonst in Mantua lebte, gab der Familie Luchi ihren Namen, die, wie Vasari versichert, noch immer dort lebt. Damit hat Vasari einen Doppelgänger von Luca Fancelli erfunden, einen Luca Fiorentino, den er dann in eine Art Luca Mantovano transformiert, den Ahnherrn des Geschlechts der Luchi. Er zeichnet also die Herkunft einer Familie in Mantua nach, wie er es schon bei der Familie Capanni aus Assisi tat, als er sie von Puccio Capanna herleitete.

Vasaris Luca ist der ›treue und wohlgesinnte Vollstrecker‹ von Albertis Projekten, als sei er der Diener eines Herren, wodurch Alberti implizit zum Herren, ja zum Herrscher von Mantua wird. Indem er die Familie Luchi von Albertis treuem Diener Luca herleitet, erweitert Vasari den Einflußbereich der Kunst, spielt auf Albertis adlige Herkunft und seine Beziehungen zu adligen Auftraggebern an und macht seinen mehr oder weniger erfundenen Zögling in gewisser Weise zum Diener am Hof der Kunst. Wenn er vorgibt, Luca sei der Ahnherr der Luchi, schafft er eine weitere fiktive Genealogie, in der erneut ein Künstler als Patriarch erscheint, als Begründer eines Hauses am weitläufigen Hof der Kunst.

VASARIS ILLUSTRE FAMILIE

Vasari hat ein großes Interesse daran, Künstler zu preisen, die aus adligen Familien stammen oder durch ihre Kunst zu Adel kommen, denn diese vornehmen Künstler sind ein Spiegel seiner selbst. Nachdem er von Alberti erzählt hat, dem Sohn einer überaus vornehmen Familie, führt er in nächster Nähe dazu seine eigene Familie ein und verherrlicht sie in der erdichteten Vita seines Vorfahren Lazzaro Vasari. Lazzaro ist der Vater von Giorgio, der ist der Vater von Antonio, und dieser wiederum ist der Vater unseres Helden Giorgio. Wenn wir in Vasaris aufgeblähter Familiensaga etwas über Lazzaros Leben lesen, tun wir gut daran, an Piero della Francescas verarmten Zögling zu denken, der zu arm war, um ein Schwein zu kaufen. Wir werden daran erinnert, daß die Anfänge von Künstlerfamilien, wie letztlich die aller Familien, bescheiden sind. Lazzaro war, soweit sich belegen läßt, ein einfacher Sattler – ein gewisser Lazzaro di Niccolò de' Taldi aus Cortona. Doch sehen wir uns an, wozu Vasari ihn macht, wenn er beim Schreiben einer fiktionalisierten Biographie seine eigene Herkunft und den Ruhm seiner Familie in den Himmel hebt.

Er beginnt mit der großspurigen Feststellung, es sei eine Freude einer Familie anzugehören, deren Vorfahren einer ›würdigen Beschäftigung‹ nachgegangen seien, ob ›im Beruf der Waffen, der Gelehrsamkeit oder der Malerei‹. Er redet hier über seine eigene Familie von ›vorzüglichen Männern‹, da sein Ahnherr Lazzaro, wie Giorgio haarsträubend und schamlos jubelt, ›zu seiner Zeit ein in ganz Toscana berühmter Mann‹ gewesen sei. Vasari ist stolz darauf, daß er ›von seinem Blute‹ stammt, ›nato dal sangue suo‹. Lazzaro war also nicht von adliger oder vornehmer Herkunft, begründete aber ein Geschlecht, das durch die Vorzüge der Kunst Adel erlangte.

Dann bezeichnet Vasari Lazzaro als ›Freund‹ und Mitarbeiter von Piero della Francesca. Im Gegensatz zu Pieros eher bescheidenem Gehilfen Lorentino (der arme Maler) war Lazzaro eine großartige Gestalt. Seine Figuren, schreibt Vasari, seien kaum von denen Pieros zu unterscheiden gewesen, und er behauptet weiter, Lazzaro habe auf seinem allerersten Werk, in der zweiten Kapelle links in San Domenico in Arezzo, unter einem San Vincenzio, sich selbst zusammen mit seinem Sohn Giorgio kniend portraitiert. Das Fresko, in Lorentinos Manier, existiert noch, es ist allerdings beschädigt und die Stifter fehlen. Da Lazzaro kein Maler war, müssen wir schließen, daß Vasaris Zuschreibung des Freskos ebenso wie seine ausschmückenden Beschreibungen reine Erfindung sind. Vasari verleiht diesen Beschreibungen noch eine poetische Note, wenn er beteuert, Lazzaro und Giorgio seien in ›der ehrbaren Kleidung‹ jener Zeit gemalt. Wir können sie fast vor uns sehen, gekleidet wie Tommaso Marzi, Piero Traditi, Donato Rossello und Giuliano Nardi, den ›cittadini aretini‹, die Lorentino angeblich in einem seiner aretinischen Fresken portraitierte.

Vasari hat über diese imaginierten Portraits noch mehr zu sagen, nämlich, daß Lazzaro sich und seinen Sohn gemalt habe, um sich dem Heiligen zu empfehlen, da sich der Knabe mit einem Messer im Gesicht verletzt habe. Er behauptet, das Bild sei zwar nicht signiert, doch aufgrund der Erinnerungen der alten Leute ›unserer Familie‹ sowie der Tatsache, daß das ›Wappen der Vasari‹ auf dem Bild zu sehen sei, glaube er mit Gewißheit daran, daß Lazzaro das Bild gemalt habe. Wenn Vasari ›mit Gewißheit‹ sagt, meint man zu hören, wie er seine Spuren verwischt, wie er versucht, seine Erfindung zu vertuschen. Wir bemerken auch, daß er, der bislang von seiner Familie nicht als ›Edlen‹ gesprochen hat, jetzt implizit darauf hindeutet, indem er ihr Wappen erwähnt. Sofort fällt uns Sacchettis Geschichte ein, die Vasari in Giottos Vita wiedergibt, wonach sich Giotto über einen Auftraggeber mokiert, der lächerlicherweise sein Familienwappen gemalt haben möchte, als sei er ein Adliger. Die Neigung, die eigene Familie zu verherrlichen, war in der Renaissance-Gesellschaft ganz allgemein sehr verbreitet, und wir sehen sie hier, in der erdichteten Geschichte von Vasaris eigener Familie. Nachdem er das Fresko in San Domenico beschrieben hat, kommt er Lazzaros wahrem Beruf als Sattler ziemlich nahe, wenn er mit der Bemerkung fortfährt, Lazzaro habe Harnische oder ›bardi‹ von Pferden bemalt. Wer weiß, vielleicht bemalte Lazzaro als Sattler tatsächlich Sättel?

Vasari dichtet die Geschichte seiner Familie weiter, wenn er erzählt, daß Lazzaros Brüder in Cortona ›Tongefäße‹ hergestellt hätten, und auch, daß Lazzaro den Sohn seiner Schwester Luca Signorelli aus Cortona, bei sich aufgenommen und später bei Piero della Francesca in die Lehre gegeben habe. Diese Fiktion läßt Lazzaro als weisen und verständnisvollen Patriarchen der Kunst erscheinen, der über die künstlerische Erziehung seiner Familie wacht, und sie wird später in Vasaris Autobiographie wieder auftauchen, in der Signorelli selbst als Patriarch der Kunst erscheint. In hohem Alter besuchte Signorelli die Familie Vasari und rät Vasaris Vater, Giorgio nicht nur die Wissenschaften, sondern auch das Zeichnen erlernen zu lassen. Die (wahre oder erfundene) Erinnerung an den ehrwürdigen Patriarchen Signorelli spielt in Vasaris Version seines eigenen künstlerischen Werdens eine zentrale Rolle.

In Lazzaros Vita beschreibt er auch das Werk von dessen Sohn Giorgio, der Vasaris Großvater war. Er erzählt, sein Vorfahre und Namensvetter habe sich mit antiken Aretiner Tongefäßen beschäftigt, und erläutert dann, dieser Giorgio habe zur Zeit des Gentile von Urbino, Bischof der Stadt, ein altes Verfahren wiederentdeckt, die Gefäße rot und schwarz zu färben, so, wie die Aretiner Gefäße aus der Zeit König Porsenas aussahen. Dieser Vasari formte große Vasen (sein Name leitet sich von ›vasaio‹, Töpfer, ab) und viele dieser Vasen seien ›noch jetzt in seinem Hause‹. Während also Giorgio, wie seine Verwandten in Cortona, ein Hersteller von Vasen war, war Lazzaro es nicht; Vasari leitet den Namen ›Vasari‹ auf diese Weise von seinen Vorfahren ab. Er spinnt Giorgios Geschichte weiter, schreibt, er habe in Calciarella die Reste alter Öfen und die gebrannten Scherben alter Gefäße gefunden, die Giorgio, durch den Bischof von Arezzo, Lorenzo de' Medici dem Prächtigen als Geschenk überreichen ließ, als dieser einmal Arezzo besuchte. Diese Vasen seien Auslöser und Beginn der ›Dienstbarkeit‹ gewesen, ›in welcher er fortan immer zu diesem glückseligen Hause stand‹. Man könnte also sagen, daß Vasari aus seinen bescheidenen Anfängen mit Ton, aus dem seine Vorfahren Töpfe herstellten, aufstieg und (wie sein Großvater) selbst ein ›familiare‹ der Medici wurde – er gehörte fortan zu der Familie, die an der Spitze der Gesellschaft stand.

Vasaris Darstellung von Giorgios Leben gilt gemeinhin als wahr – wir sollten uns dennoch fragen, ob sie das wirklich ist. Ist sie weniger erdichtet als Lazzaros Leben? Machte Giorgio tatsächlich diese archäologischen Entdeckungen antiker Öfen und Techniken, oder hat Vasari alles erfunden, um seinen Großvater über diese Wiederbelebung der Antike größer zu machen, als er war? Wir können uns ebenso fragen, ob Giorgio diese Gefäße tatsächlich Lorenzo zum Geschenk machte und in seine Dienste eintrat, oder ob Vasari diesen Teil der Geschichte erfand, um der Stellung der Familie Vasari in den Diensten der Medici ein Denkmal zu setzen – gewissermaßen als Vorhersage seiner eigenen ergebenen Treue zu diesem bedeutenden Geschlecht?

Vasari erwähnt auch fünf Söhne seines Großvaters Giorgio, die beruflich alle in dessen Fußstapfen traten. Zwei von ihnen, Lorenzo und Bernardo, waren ›vorzügliche Künstler‹, Bernardo aber starb als junger Mann in Rom. Giorgio wurde, wie Vasari schreibt, in der Pfarrkirche von Arezzo neben Lazzaro beigesetzt. Vasari erdichtet eine lateinische Grabinschrift für Lazzaro und beruft sich dabei auf Callicrates, um die Familie Vasari noch stärker mit der Antike zu verknüpfen. Vasari schließt Lazzaros Vita ab, indem er erzählt, er selbst habe das Familiengrab in dieser Pfarrkirche restauriert, wo auch seine Mutter und sein Vater beerdigt seien. Mit dieser ›neuen Beerdigungsgruft‹ beweist Vasari seine eigene Sohnesliebe, seine ergebene Treue zur Familie, seine Verehrung für seine Vorfahren – sie ist Ausdruck der Verherrlichung des ruhmreichen Geschlechts der Vasari. Alle Phantasiegeschichten über die Treue zur Familie, die sich durch Vasaris Künstlerviten des dreizehnten und vierzehnten Jahrhunderts ziehen, sind offenbar Projektionen von Vasaris eigener Familiengeschichte – sie deuten auf Vasaris eigene Lebensweise und auf seine Art der Liebe.

GEGEN DEN WILLEN VON BALDOVINETTIS VATER

In Vasaris *Vite* gibt es, wie wir sahen, zwei Arten von Vätern – die einen, die sich den künstlerischen Neigungen ihrer Söhne widersetzen, und die anderen, die ihnen Mut machen, diesen Neigungen zu folgen. Vasari kehrt in Alesso Baldovinettis Vita zu diesem Motiv zurück. Er beginnt mit der Überlegung, daß die Kunst eine solche Macht ausübe, daß viele ›vorzügliche Menschen‹, die ›hätten reich werden können‹, lieber ihren Neigungen folgten und ›gegen den Willen ihrer Eltern‹ handelten. Die ›virtù‹ aber, so Vasari weiter, beschere andere ›Schätze‹ als Gold und Silber – sie beschere mehr als ›irdische Güter‹, die von den Menschen törichterweise höher geschätzt würden als es ihnen gebühre. Baldovinetti unterbrach auf beispielhafte Weise eine berufliche Laufbahn als Kaufmann, jenen Beruf, den seine Verwandten, die als ›edle Bürger‹ lebten, rechtschaffen ausgeübt hatten. Er widmete sich lieber der Malerei, ›dem Willen seines Vaters entgegen‹, der wollte, daß sein Sohn Geschäftsmann werde. Hier mag es Anklänge an die Geschichte des Heiligen Franziskus geben, der das Vermögen seines Vaters ausschlägt. Am Ende löst sich der Konflikt, weil Baldovinetti solche Fortschritte macht, daß sich sein Vater damit abfindet, daß sich sein Sohn der Kunst widmet. Vasari spricht von Baldovinettis Fortschritt als ›Gewinn‹ und untergräbt damit die finanzielle Bedeutung des Wortes, wie er es ja auch mit seinem Reden über die ›Schätze‹ der Kunst tut. Um nochmals zu betonen, daß Baldovinetti sich gegen das Anhäufen von Reichtümern und für ›die Schätze‹ der Kunst entschied, beginnt er seine Beschreibung von Baldovinettis Werken mit der Beteuerung, dieser habe für Gherardo und Bongianni Gianfigliazzi, ›zwei reiche und geehrte Florentiner‹, ein Fresko der Heiligen Dreieinigkeit gemalt. Baldovinettis Reichtum wird nicht in Gold und Silber gemessen, wie es das göttliche Sujet seines Werkes versinnbildlicht.

Nach einem ruhmvollen Leben als Künstler wird Baldovinetti schließlich ein betagter Patriarch. Vasari sagt, er sei im ehrwürdigen Alter von achtzig Jahren gestorben und läßt uns wissen, daß Ghirlandaio ihn als ›alten‹ Joachim dargestellt habe, der aus dem Tempel vertrieben wurde. Wenn wir also an Baldovinetti im hohen Alter denken, wie Vasari ihn schildert, setzen wir ihn mit dem alternden Joachim gleich. Vasari beschließt seine kleine Parabel über die Schätze der Kunst, mit einer Beschreibung der letzten Lebenstage Baldovinettis. Er behauptet, der Künstler habe sich hochbetagt in das Spital von San Paolo zurückgezogen und einen ›cassone‹, eine Kassette, mit sich geführt, scheinbar voller Geld, um dort aufgenommen zu werden. In der Annahme, Baldovinetti werde das Geld dem Spital vermachen, behandelten ihn der Verwalter und die übrigen Bediensteten bis zu seinem Tode sehr gut. Als sie aber die Kassette öffneten, enthielt diese kein Geld, sondern einige Zeichnungen und ein Büchlein über die Kunst des Mosaiks. Dies, scheint Vasari zu sagen, seien die ›Schätze‹ oder Reichtümer der Kunst.

Vasaris Parabel verweist letztlich auf die Bibelstelle, wo Christus dem reichen jungen Herrscher über die Schätze des Himmels predigt. In Vasaris Predigt ist Jesus Christus der wahre Vater oder Meister, dessen Willen Baldovinetti folgte, indem er sich der Kunst widmete. Baldovinettis Biographie ist also überaus spirituell und moralisierend, doch ist sie dennoch nicht ohne Humor. Mit seinem Illusionismus ist der Künstler der ›ingannatore‹ oder Betrüger *par excellence*, und Baldovinetti ist ein solcher ›ingannatore‹, wenn er einen ›cassone‹ ins Spital mitbringt, in dem Geld zu sein scheint, aber nicht ist. Vielleicht betrügen sich die Spitalbediensteten selbst, wenn sie meinen, die Kassette enthalte Geld. Oder anders gesagt: Sie sind vermutlich noch gedemütigter, als sie die Zeichnungen entdecken, da sie nicht begreifen, daß diese wertvoller sind als Geld.

Vasari schließt mit der Bemerkung, ›si disse‹ (›es werde gesagt‹), in der Kassette sei kein Geld gewesen, weil Baldovinetti es seinen Freunden geschenkt habe. Hierin war er wie der engelsgleiche Masaccio, der seine Schulden nicht eintrieb, der engelsgleiche Donatello, der sein Geld an andere verteilte, und der engelsgleiche Brunelleschi, der den Armen spendete. In ein Leben des Wohlstands und der Geschäfte hineingeboren, schlug Baldovinetti, wie der heilige Franziskus, sein Patrimonium für die Schätze der Kunst aus, die auch die Schätze des Himmels sind.

Während Baldovinetti in Reichtum und ein wohlwollendes Geschick hineingeboren wurde, waren Fra Filippo Lippis Anfänge, so Vasaris Fiktion, weniger glücklich, da er kurz nach seiner Geburt zum Waisen wurde. Nach dem Tod seiner Mutter und seines Vaters kam er in die Obhut seiner Tante Mona Lapaccia, der Schwester seines Vaters. Sie zog ihn auf, bis er acht Jahre alt war, fährt Vasari fort, und brachte ihn dann im Kloster del Carmine unter. Lippi erlernte die Anfangsgründe der Grammatik, tat ansonsten aber wenig anderes, als seine Bücher mit Figuren vollzuzeichnen. Im Kloster Carmine fühlte er sich von Masaccios dortigen Arbeiten bezaubert; mehr noch, ›der Geist Masaccios nahm in Fra Filippo seinen Wohnsitz‹. So begann die Laufbahn dieses bedeutenden Malers.

Die Fiktion von Lippis Lüsternheit, ja ›tierischer Begierde‹, als er Gast im Hause Cosimo de' Medicis war, ist dank Vasari so bekannt, daß wir sie hier übergehen können. Eine Bemerkung über seine ›Liebeswut‹ allerdings wollen wir uns dennoch kurz näher anschauen. Der Beschreibung von Lippis Eskapaden – wie er aus Cosimos Palast flieht, um seine sexuellen Gelüste zu stillen – stellt Vasari die Behauptung voran, ›man sagt‹, Lippi sei so liebestoll, ›venereo‹, gewesen, daß er beim Anblick einer Frau, die ihm gefiel, alles zu tun bereit war, um sie zu besitzen. Schlug dies fehl, versuchte er sie zu malen und die Flamme seiner Leidenschaft mit heftigen Selbstgesprächen zu ersticken. Man könnte also sagen, daß es in der Geschichte darum geht, wie Lippi Frauen besaß, indem er sie im Bilde festhielt. Sie handelt von ›der Macht des Bildes‹, dessen sinnlichem oder erotischem Charakter.

Die wichtigste Frau in Lippis Leben war Lucretia, Tochter des Francesco Buti, die in Santa Margherita lebte, sei es, daß sie sich in der Obhut der Nonnen befand, sei es, daß sie dort Novizin war. Als Lippi sie sah, war er von ihrer Schönheit und Anmut so betört, daß er schließlich die Erlaubnis erlangte, sie zu portraitieren. Dies allerdings genügte nicht, um seine Leidenschaft zu stillen, er verliebte sich in sie und entführte sie von den Nonnen – und zwar just an dem Tag, als sie ausgegangen war, um den Gürtel der Jungfrau zu sehen. Daß Vasari vorgibt, die Entführung sei ausgerechnet geschehen, als Lucretia das Symbol der Keuschheit ehrte, läßt den Verlust ihrer Jungfräulichkeit noch gravierender erscheinen.

Die Nonnen, schreibt Vasari, waren sehr beschämt und Lucretias Vater wurde nie wieder froh; er tat alles Erdenkliche, um sie zurückzubekommen – so jedenfalls erzählt es Vasari, in Wahrheit war Francesco damals bereits tot. Auch hier spielt Vasari wieder mit den Fakten und schmückt eine Familiengeschichte poetisch aus. Dann schreibt er, Lucretia sei bei Lippi geblieben und habe ein Kind von ihm bekommen, Filippino, der ebenfalls Maler wurde. Papst Eugenius habe Lippi einen Dispens angeboten, damit er Lucretia heiraten könne, Lippi aber lehnte ab, weil er lieber freie Bahn haben wollte, um seiner Wollust zu frönen. Vasari behauptet ferner, bei seinem Tod sei er sowohl von Eugenius als auch von Cosimo de' Medici betrauert worden (die damals beide bereits tot waren!). Dann entfaltet Vasari die bekannte Geschichte, wie Lorenzo de' Medici versuchte, Lippis Leichnam nach Florenz zurückbringen zu lassen, und erwähnt dabei auch Polizianos Grabinschrift für den Maler.

Ein kleines Detail in Vasaris Darstellung von Lippis Leben wurde bislang häufig übersehen – eine Episode, auf die bereits die Behauptung hinführt, Lucretias Vater sei nach deren Entführung nie wieder froh gewesen. Dies verweist auf eine entehrte Familie, auf eine Schande, die gerächt werden muß, wie die Schmach der Familie von Lucretias antiker römischer Namensschwester. In seiner erdichteten Darstellung der Begleitumstände von Lippis Tod spricht Vasari davon, man habe gemunkelt, die Verwandten oder ›parenti‹ seiner ›Geliebten‹ hätten ihn wegen seiner ›allzugroßen Neigung zu Liebesabenteuern‹ vergiftet. In dieser Version hat sich die Familie der Dame, die er liebte, in mörderischer Vendetta an ihm gerächt. Vasaris Geschichte ist erfunden, aber sie könnte auch wahr sein, ebenso wahr wie die vielen Geschichten von italienischen Familien, die sich mit Gewalt an denen rächten, die ihre Familie entehrten.

EIN FALL VON BRUDERMORD

Noch legendärer als die Geschichte von Lucretias Entführung durch Lippi ist Vasaris Erzählung vom Tod des Domenico Veneziano durch die Hand des brutalen Andrea del Castagno. Kein zweiter Künstler in Vasaris *Leben* ist so brutal, hinterhältig und bösartig wie Castagno. Er ist das Gegenstück seines Freundes Domenico Veneziano, der liebevoll und sanft ist und Castagno liebt. Im Wettbewerb mit Veneziano wird Castagno neidisch auf seinen Freund – er ist von Neid geblendet (›accecato dall'invidia‹), und plant eine Intrige gegen den arglosen Domenico, bevor er ihn überfällt und ihm den Schädel zertrümmert. Domenico, der seinen Mörder nicht erkennt, lebt noch kurze Zeit, und als Castagno, der vom Tatort geflohen war, den Lärm hört, kehrt er, scheinbar unschuldig, zu seinem sterbenden Gefährten zurück. Er hält sein Opfer in den Armen und ruft klagend ›ach, mein Bruder! ach, mein Bruder!‹, bevor Domenico seinen letzten Atemzug tut. Nicht einmal in der Beichte, behauptet Vasari, habe Castagno seine ruchlose Doppelzüngigkeit gestanden. Wenn Vasari Castagno das Wort ›Bruder‹ in den Mund legt und ihn brüderliche Gefühle für Domenico heucheln läßt, verweist er implizit auf Kains Mord an Abel. Wie Vasari in seiner Beschreibung von Ghibertis Relief an der Paradiestür ausführt, war Kain, als er Abel ermordete, voll Haß oder ›odio‹, und Castagno, die personifizierte ›Boshaftigkeit‹, hat ähnliche Motive, seinen ›Bruder‹ zu ermorden. Mit der metaphorischen Verwendung des Wortes ›Bruder‹ erschafft Vasari die biblische Geschichte des Brudermords neu.

Doch Castagno ist nicht nur der Mörder seines ›Bruders‹, er ist überdies ein Verräter. In Dantes *Inferno* ist Betrug ein größeres Verbrechen als die Tötung eines Menschen, und Castagno gehört in Vasaris dantesker Vision mit den Betrügern, den Verrätern, in den tiefsten Grund der Hölle. Mit Luzifer, mit dem Vasari Castagno vergleicht, wenn er sagt, dieser sei ›diabolisch‹, mit Judas, als den Castagno sich, wie Vasari behauptet, selbst portraitiert habe. Castagno muß in Zusammenhang mit Ugolino gesehen werden, der seine ›patria‹ verriet. Das Pathos von Ugolinos sterbenden Söhnen wird im Pathos des sterbenden Veneziano erneut heraufbeschworen. Castagno ist ein Verräter an der Familie der Kunst, an seinem Bruder in der Kunst, den er mit ›fratellanza‹ hätte lieben sollen.

Einige Viten in Vasaris Buch werden lediglich von Fachleuten gelesen. Dazu gehören die Biographien von Pesello und Pesellino. Die Geschichte dieser beiden relativ unbekannten Maler des fünfzehnten Jahrhunderts erschöpft sich zum größten Teil in der Auflistung verschiedener Werke, doch die abschließenden Sätze sind von allgemeinem Interesse, weil sie erneut das Familienthema aufgreifen. Vasari sagt, Pesello habe geheiratet und einen Sohn bekommen, der passenderweise Pesellino getauft wurde. In Wahrheit war dieser nicht Pesellos Sohn, sondern dessen Neffe, der Sohn seiner Schwester und eines Malers namens Stefano. Doch wie üblich kommt es nicht auf Fakten an, sondern darauf, was Vasari aus ihnen macht. Er sagt, als Pesellino im Alter von einunddreißig Jahren starb, sei sein Vater ›sehr betrübt‹ gewesen (›dolente‹) und seinem Sohn kurze Zeit später, im Alter von siebenundsiebzig Jahren, ins Grab gefolgt. Tatsächlich starb Pesello fast zehn Jahre vor seinem angeblichen Sohn. Vasari möchte uns den Kummer eines Vaters vor Augen führen, der seinen Sohn überlebt, er zeigt uns das Pathos des vorzeitigen Todes eines Sohnes. Die Trauer ist so groß, scheint Vasari zu sagen, daß der Vater, als er kurze Zeit später dem Sohn ins Grab folgt, aus Kummer stirbt. Wir lesen Vasari allzu oberflächlich, wenn wir dieses Detail sowie das übersehen, was er uns damit über die Wechselfälle des Familienlebens und der Gefühle sagt. Dieses elegische Motiv zieht sich wie ein roter Faden durch Vasaris Buch.

Eine ganz ähnliche Geschichte wie die von Pesellos Tod findet sich in der Vita des Desiderio da Settignano. Vasari sagt, das Leben des Künstlers habe im Alter von achtundzwanzig Jahren ein abruptes Ende gefunden und viele seien über diesen Verlust bestürzt gewesen, voller Trauer darüber, daß das Genie des Künstlers niemals die reife Vollkommenheit des Alters erlangen würde. Man verfaßte, erzählt Vasari, viele Gedichte und Grabinschriften zum Lob des Künstlers, wobei er eine von ihnen zitiert (die natürlich von ihm selbst stammt). Sie handelt davon, daß die Natur erstaunt gewesen sei über die Schönheit und den Geist von Desiderios Kunst, der den kalten Steinen (›freddi marmi‹) Leben einzuhauchen vermochte und damit ihren, der Natur, Ruhm zu verdunkeln drohte. Daher habe sie Desiderios Leben ein Ende gesetzt – doch vergebens, denn so, wie er seinem Marmor das ewige Leben schenkte, so schenkte nun dieser ihm das ewige Leben. Trotz des ›Ruhmes‹ seiner Werke wurde Desiderios Tod, so Vasari, von den vielen Freunden und Verwandten oder ›parenti‹ betrauert, die seinen Leichnam zur Kirche geleiteten.

Desiderios und Pesellinos früher Tod erinnert an den Tod von Vasaris eigenem Verwandten Bernardo, Sohn seines Großvaters Giorgio, der als junger Mann in Rom starb. Vasari sagt über Bernardos Tod (und meint damit vielleicht alle Künstler, die in jungen Jahren dahingeschieden sind), ›er hätte sicher, wenn der Tod ihn nicht so früh aus seinem Hause hingerafft hätte, durch seinen Geist und seine Geschicklichkeit dem Vaterlande Ehre gebracht‹. Der frühe Tod eines begabten Menschen löst allgemein Trauer aus, bei niemandem aber mehr, sagt Vasari immer und immer wieder, als in der Familie oder der ›casa‹ des toten Künstlers, beim Vater und den Verwandten des Toten, bei seinem ›padre‹ und seinen ›parenti‹.

DIE BRÜDER POLLAIUOLO: VON ARMUT ZU WOHLSTAND

Vasari schreibt, wie wir sahen, über Künstler, die Brüder oder wie Brüder sind; über Künstler, die Väter oder Söhne anderer Künstler sind, oder die füreinander wie Vater und Sohn sind. Obwohl Ercole Ferrarese und sein Lehrer nicht wie Antonio und Bernardo Rossellino echte Brüder waren, standen sie doch in einem brüderlichen Verhältnis zueinander: Ercole wurde von seinem Lehrer wie ein Bruder ›come fratello‹ betrachtet. Und zugleich war Ercole für seinen Mentor wie ein Sohn, ›come figliuolo‹. Die Beziehungen zwischen Künstlern sind, wie wir sahen, die von Brüderlichkeit und Affiliation, im ursprünglichen Sinne des Wortes ›affiliatus‹, als Sohn adoptiert. Wir müssen bedenken, daß Vasaris Sicht auf die Beziehungen zwischen Künstlern die Beziehungen jener Familien spiegelt, die sie engagierten. Wenn er in Mino da Fiesoles Vita das Grabmal des Magnifico Bernardo Cavaliere di Giugni erwähnt, sagt er, der Verstorbene sei ›verehrt‹ und ›geachtet‹ gewesen und habe dieses ›Zeichen des Gedächtnisses von seinen

Brüdern‹ verdient, die das Grabmal in Auftrag gaben. Es ist die Art von brüderlicher Zuneigung, die überall in Vasaris Viten anklingt, in seinen Erzählungen über seine Künstlerkollegen, deren Andenken er immer wieder mit – oft erfundenen – Schilderungen von Beisetzungen, Grabinschriften und Gedichten ehrt, wie er es ja auch bei Desiderio tut, dessen Tod von seinen ›Verwandten‹ betrauert wurde. Giugnis Brüder haben exemplarische Bedeutung; sie sind wie all jene Künstler, die das Andenken ihrer Brüder, Väter und Vorväter ehren.

Vasari läßt kaum eine Gelegenheit aus, lobend über solche Beziehungen und die Wahrung ihres Andenkens zu sprechen, seien sie real, erfunden oder die Folge von Verwechslung. Obwohl er irrtümlich Giuliano da Maiano als Benedetto da Maianos ›Onkel‹ bezeichnet (er war Giulianos jüngerer Bruder), verbindet er sie durch ein gemeinsames Projekt, indem er behauptet, Benedetto habe die Arbeiten seines ›Onkels‹ im Dom fortgeführt. Familienbande mögen falsch wiedergegeben werden, sie werden gleichwohl gewahrt und geehrt. Sie werden in Vasaris Dichtungen gefeiert, weil sie tief in der Realität verwurzelt sind. Wenden wir uns zwei berühmten Zeitgenossen Benedetto da Maianos zu, den Brüdern Antonio und Piero del Pollaiuolo, eine weitere Familiengeschichte.

In den Viten dieser Brüder vermischen sich Realität und Fiktion. Wir treffen erneut auf die Geschichte vom Aufstieg einer Familie zu ›Ruhm‹ und Wohlstand. Der Vater von Antonio und Piero war ›von niedrigem und ärmlichem Stand‹ (›il padre assai basso‹), die beiden aber erlangten Ruhm durch ›Fleiß und Anstrengung‹, die ›Kraft‹ und ›Wirksamkeit‹ ihrer Kunst. Vasari gibt vor, daß Antonio seine Lehre bei Lorenzo Ghibertis Vater Bartoluccio begann. Bartoluccio war Handwerker, doch über seine Arbeit ist, wie wir uns erinnern, praktisch nichts bekannt; davon unbeeindruckt baut Vasari ihn als quasi-mythischen Ahnherrn der Kunst auf, der seinem Sohn in der Kunst den Weg weist. Jetzt läßt Vasari diesen Bartoluccio Antonio ausbilden, obwohl Bartoluccio bei der Taufe seines letzten Schützlings bereits zehn Jahre tot war. Vasari erweckt Bartoluccio zum Leben, um uns einen der großen Patriarchen der Kunst vor Augen führen zu können – ein Pendant des fünfzehnten Jahrhunderts zu Jacopo Tedesco oder Lapo, Vater von Arnolfo.

Nachdem Antonio die Werkstatt von Bartoluccio und dessen Sohn Lorenzo verlassen hatte, eröffnete er seine eigene ›bottega‹, die, so Vasari, ›glänzend‹ und ›reich‹ war. Hier bedient sich Vasari einer Sprache, mit der üblicherweise die Paläste oder Grabmale adliger und sehr hochstehender Familien wie die Medici oder Strozzi beschrieben werden. Antonio und Piero mögen Söhne eines einfachen Vaters gewesen sein, bei ihrem kurz aufeinanderfolgenden Tod aber, behauptet Vasari kühn, waren sie ›reich‹. Dieser Wohlstand war der Maßstab für ihren gesellschaftlichen Aufstieg und Erfolg. Die Geschichte ihres Aufstiegs von Armut zu Wohlstand (die bei Vasari immer eine Familiengeschichte ist) bildet den Kontrapunkt zu den Geschichten über Künstler, die den Wohlstand ihrer Väter verschmähen oder sich vom Wohlstand korrumpieren lassen. All diese Geschichten stehen in einem inneren Zusammenhang und sind als solche Teil einer größeren Geschichte, der der komplexen Ambivalenz der christlichen Gesellschaft zwischen dem Streben nach persönlichem und familiärem Wohlstand einerseits und der Verurteilung von Habgier als Todsünde andererseits. Die widersprüchlichen Geschichten kollidieren nicht miteinander, da sie das Abbild eines allgemeinen Konflikts über die Bedeutung von Reichtum sind, der sich durch die Florentiner Gesellschaft zieht. In der Geschichte der Pollaiuolo aber feiert Vasari, zumindest einen Augenblick lang, den Erfolg aller Söhne einfacher und armer Väter, die ihrem Vater und seiner Familie Ehre machen.

CECCA IN DER ZEIT UNSERER VÄTER

Wenn Vasari vom Baptisterium spricht, ›il bel San Giovanni‹, wie Dante es nennt, spricht er von einem zentralen Ort im städtischen Leben von Florenz: hier wurden alle Florentiner getauft und damit in die Kirche aufgenommen. Ob er Tafis Mosaiken für dieses ehrwürdige Bauwerk schildert oder Andrea Pisanos und Ghibertis großartige Türen, Vasari schreibt nicht nur Kunstgeschichte, sondern immer auch Stadtgeschichte. Die biblischen Geschichten im und am Gebäude sind beispielhaft; sie sind für die Florentiner ein Vorbild des Patriarchats und der gläubigen Liebe –

jenes Patriarchats und jener gläubigen Liebe, die, wie Vasari erklärt, Ghibertis Leben beherrschten, der am Baptisterium arbeitete.

Das Baptisterium steht im Mittelpunkt einer Biographie, die zu den ungewöhnlichsten und unbekanntesten in Vasaris *Leben* zählt, die eines gewissen Francesco d'Agnelo di Giovanni, bekannt als Cecca, der große Ingenieur. ›Ingegno‹ und ›ingegnoso‹ sind die Schlüsselworte in Ceccas Biographie, der angeblich viele großartige Maschinen und Gerätschaften erfunden hat, was uns daran erinnert, daß ›Ingenieur‹ von ›ingenium‹ abgeleitet ist. Cecca war anfangs, so hören wir, Tischler, und es ist durchaus möglich, daß einige der Arbeiten, die Vasari ihm zuschreibt, tatsächlich von ihm stammen. Aller Wahrscheinlichkeit nach ist er jedoch eine Art fiktive oder halbmythische Gestalt, der Vasari alles mögliche andichtet. Cecca erfindet Maschinen für Prozessionen und religiöse Feste, Kriegsmaschinerie und Befestigungsanlagen und steht somit in der stolzen Reihe Florentiner Ingenieure von Brunelleschi bis Michelangelo, einschließlich Benedetto da Maiano und da San Gallo.

Vasari befaßt sich ausführlich mit Ceccas Leistungen für seine ›patria‹. Seine Arbeit, die für ›sein Vaterland von großem Gewinn‹ war, brachte seiner Stadt ›Ruhm‹ und ›Ehre‹. Vasari sagt, einige von Ceccas Erfindungen seien zwar nicht mehr in Gebrauch, seine Tradition aber lebe in den privaten Festdekorationen der Tribolo, Buontalenti und auch in seiner eigenen Arbeit fort. Cecca gehört zu den Ahnherren der Kunst, daher möchte Vasari das Andenken an einen Künstler bewahren, der ›al tempo de' padri nostri‹, zur Zeit unserer Väter, wirkte. Wenn Vasari schreibt, diese Festlichkeiten seien von verschiedenen Kompanien oder ›Bruderschaften‹ von ›Edelherren‹ veranstaltet worden, bekommen wir erneut einen lebhaften Eindruck davon, wie eine solche Kunst der Gemeinschaft diente.

Nirgends gelangte diese Gemeinschaft zu einer größeren Selbstdarstellung als anläßlich des Festes von San Giovanni, das auf dem Platz zwischen Baptisterium und Dom stattfand, vor der Paradiestür. Cecca entwarf eine sehr aufwendige blaue oder himmelfarbene Plane, die den Platz überdeckte, und befestigte daran die ›Wappen‹ der Florentiner, Lilien ebenso wie Löwen. Es erstaunt nicht, daß Vasari meint, Cecca habe ›dem Volke gedient‹. Wenn das

Baptisterium ein bedeutendes Symbol der Gemeinde war, dann war Cecca die Verkörperung der in ihr zusammengeschlossenen Gemeinschaft. Vasari beschreibt die Dekorationen im Detail, sagt, sie seien mit himmlischen Bildern von Heiligen und Cherubinen zwischen Wolken bevölkert gewesen, und er spricht auch von Männern auf Stelzen, die als Riesen verkleidet waren, ähnlich jenen, die romantische Dichter beschrieben hatten. Einige Männer tanzten hoch oben auf Seilen, und es gab Wagen oder ›carri‹ (Vorläufer der Wagen von Piero di Cosimo, Pontormo und auch Vasari). Vasari hebt besonders hervor, daß der ›carro‹ der Florentiner Münze unter Ceccas Anleitung entstanden sei.

Er rundet seine Erzählung über Cecca mit der Behauptung ab, dieser habe für die Restaurierung des Mosaiks des Baptisteriums ein Gerüst gebaut. Wir machen heute viel Aufhebens um unsere Restaurierungsprojekte und vergessen dabei häufig, daß diese ehrwürdigen Bauwerke schon zu Vasaris Lebzeiten restauriert wurden. Mit diesem Beitrag zum Erhalt der Mosaiken des Baptisteriums, das eine große Bedeutung für Vasari hat, erntete Cecca ›viel Ruhm‹.

Es gilt als gesichert, daß Cecca nach der Belagerung von Piancaldoli eine Kopfverletzung erlitt. Er starb, so Vasari, als er sich aus den Florentiner Festungsmauern hinausbegab, um Messungen vorzunehmen. Vasari behauptet, ein Priester, der wie alle seine Feinde Ceccas ›Erfindungsgeist‹ fürchtete, sei der Feind gewesen, der ihm den Todesstoß versetzte. Wenn er von der Angst vor dessen Genialität spricht und wenn er sich ausmalt, Cecca sei von einem Priester getötet worden, spielt er vielleicht (wie in Leonardos Vita) auf die Vorstellungen an, die die christliche Welt vom Ingenieur als einer Art ›magus‹ oder Magier hegte, als eine Art Widersacher des Christentums. Jedenfalls war der Tod des ›armen Cecca‹ für die Florentiner ein Schlag, und sie trauerten um ihn. Sein Leichnam wurde nach Florenz zurückgebracht, wo er ehrenvoll beigesetzt wurde, und zwar, wie Vasari sich ausmalt, durch ›die Klosterschwestern‹. Er spinnt deren Rolle bei der Beisetzung weiter aus, wenn er eine Grabinschrift erfindet, mit der die ›frommen Schwestern‹ ihren Bruder ehren. So endete das Leben eines legendären Künstlers, der zu Zeiten von Vasaris Vorfahren dem Gemeinwohl diente – er war einer von Vasaris Ahnherren oder ›padri‹ in der Kunst.

DER AUFSTIEG DES HAUSES GHIRLANDAIO

Vasari betrachtet die Kunst der Vergangenheit zwangsläufig aus der Perspektive seiner eigenen Zeit und hält ständig nach seinen eigenen Vorvätern in der Kunst Ausschau. (Lapo, der Vater von Arnolfo, ist ein solcher Ahnherr, Cecca ein weiterer). Dies ist nirgends deutlicher als bei den Ghirlandaio, einer Künstlerfamilie, die zahlreiche Nachkommen hervorbrachte und zu Vasaris Zeit lebte.

Die Familie stammte von Tommaso del Ghirlandaio ab, dessen Name, so Vasari, auf seine Erfindung jener ›ghirlande‹ zurückgehe, die die Florentiner Mädchen trügen. Dieser girlandengleiche Kopfschmuck sei von solcher Schönheit gewesen, sagt Vasari, daß man keinen anderen haben wollte als den, der aus Tommasos Werkstatt kam. Das ist dreist erdichtet und macht aus Tommaso einen ›orefice‹, einen Goldschmied, während er in Wirklichkeit Trödler war. Tommasos Sohn Domenico wollte Maler werden, wurde aber, wir kennen das schon, von seinem Vater nicht dazu ermuntert, seinen natürlichen Neigungen zu folgen. Stattdessen schickte er, selbst Goldschmied, seinen Sohn in eine Goldschmiedewerkstatt, wo sich Domenico allerdings mit der Zeit als so talentierter Zeichner erwies, daß er Maler wurde. Auch hier behält das vasarische (nicht hegelsche) ›Kunstwollen‹ die Oberhand.

Domenico war nicht Tommasos einziger Nachkomme. Er hatte zwei Brüder, die Maler waren, David und Benedetto, und er hatte auch eine Schwester, die seinen Gehilfen Bastiano heiratete. Auf diese Weise war also ein Schüler Ghirlandaios, der ihm bereits in ›Freundschaft‹ verbunden gewesen war, jetzt ›in parentado‹ mit ihm vereint – als Mitglied seiner Familie. Vasari nimmt Ghirlandaios Familiengeschichte zum Anlaß, eine Geschichte von der Treue unter Brüdern zu erzählen. Als David und sein Schwager in Passignano malen, gerät David in Wut, weil ihre geistlichen Auftraggeber sie nicht gut genug verköstigen. David schüttet die Suppe über den Abt, mit der Bemerkung, ein Künstler wie sein Bruder Domenico, der in Passignano erwartet werde, sei mehr wert als ›alle Schweine von Äbten seiner Art‹, die dieses Kloster je gesehen hätte. Schließlich erkennen Ghirlandaios Auftraggeber ihren Fehler und bemühen sich von Stund an, sie als ›valenti uomini‹ zu behandeln. Die Geschichte geht glücklich aus, weil ein Bruder dem anderen zu Hilfe kam.

Wie schon Michelozzo im Hause der Medici, so pflegte Domenico familiären Umgang mit dem ›reichen Kaufmann‹ Giovanni Tornabuoni, dem er ein ›vertrauter Freund‹ war, zumindest in Vasaris Phantasie. Vasari sagt, Domenico habe seinen Bruder David und seinen Schwager Bastiano geehrt, indem er ihr Portrait in der Kapelle der Tornabuoni verewigte, so, wie er dort ›viele florentinische Bürger, welche damals jene Stadt beherrschten, nach dem Leben abbildete‹. In Vasaris Phantasie steht die Familie des Künstlers Seite an Seite neben der Patrizierfamilie. Vasari behauptet ferner, Tornabuoni habe, als Ghirlandaio im Sterben lag, ihm ›zum Beweis, wie sie die Liebe und Freundlichkeit und die Dienste erkannten‹ ein Geldgeschenk gemacht. In ähnlicher Weise charakterisiert Vasari auch Domenico als Gönner oder als eine Art Patriarch, wenn er sagt, Domenico habe Bastiano ›freigebig‹ für seine Arbeit entlohnt. Der Künstler herrscht also über seine Werkstatt wie der Auftraggeber über seine Künstler, in beiden Fällen sind sie durch ›familiarità‹ miteinander verbunden. Seine enge Beziehung zu den Tornabuoni läßt Domenico Ghirlandaio zum Patriarchen werden. Mit seinem Wunsch, alle Mauern der Stadt zu bemalen, hegt Ghirlandaio nicht nur grandiose, an Michelangelo gemahnende Ambitionen, er möchte auch die Mauern verzieren, die das Gemeinwesen schützen – all jene wohlhabenden und berühmten Familien, mit denen er verkehrt. Allein die grandiose Vision, alle Mauern der Stadt zu verzieren, hat schon epische Ausmaße. Sie ist aber auch biblisch, denn sie erinnert in ihrer Monumentalität an König Salomons Vision von Jerusalem.

Domenicos Leben endet mit jener Art von Pathos und Familientrauer, die Vasari schätzt: Sein Sohn Ridolfo und seine Brüder David und Benedetto trugen den Künstler unter ›vielen Tränen‹ und mit ›kummervollem Herzen‹ in Santa Maria Novella zu Grabe. Vasari verweilt bei dem Tod seines Helden und Patriarchen der Kunst, indem er sagt, der Verlust eines so bedeutenden Mannes habe viel Schmerz ausgelöst, und viele hervorragende Maler aus anderen Städten hätten, als sie von seinem Tod hörten, an seine Hinterbliebenen geschrieben und sein vorzeitiges Hinscheiden beklagt. Vasari macht Ghirlandaio nahezu zu einem Fürsten oder Monarchen. Wenn er sagt, Domenico habe viele Schüler hinterlassen – darunter David, Benedetto, Bastiano, Michelangelo, Granacci und Baccio Bandinelli – beschreibt er das Hinscheiden des

Oberhauptes eines bedeutenden Geschlechts, der Abschied nimmt von denen, die mit ihren eigenen Werken sein Andenken ehren werden.

NIEDERGANG UND NEUBEGINN EINER BEDEUTENDEN FAMILIE

Mit den Viten von Ridolfo, Benedetto und David Ghirlandaio setzt Vasari die Geschichte der Ghirlandaios fort. Eingangs bemerkt er, manche Brüder und Söhne reichten an die Errungenschaften herausragender Künstler nicht heran, weil in ihnen ›zu große Ruhe und Gemächlichkeit‹ sei. So verhalte es sich mit David und Benedetto, die, obwohl sie ›mit vielen Anlagen‹ gesegnet waren, nach Domenicos Tod nicht an ihn heranreichen konnten, weil sie vom Pfad guter Arbeit abwichen. Damit begann der künstlerische Stern der Ghirlandaios zu verblassen.

Doch dies war nur eine vorübergehende Flaute, denn Domenicos Sohn Ridolfo hauchte der Kunst der Familie, wir könnten auch sagen: der Familie der Kunst, neues Leben ein. Vasari beschreibt Ridolfos Gemälde der vom Heiligen Zenobius bewirkten Wunder, darunter auch jene Szene, in der der Heilige einen Jungen vom Tod erweckt, was bei den Umstehenden sichtbar Freude und Staunen auslöst. Als Ridolfos Onkel David dieses Werk sieht, ist er zufrieden und dankt Gott, daß er lange genug leben durfte, um Domenicos Talent in Ridolfo ›neu erstanden‹ (›risorgere‹) zu sehen. Vasari assoziiert hier spielerisch das Wiedererwachen der Kunst durch Ridolfo und die Wiedererweckung, die Thema seines Gemäldes ist. Er berichtet von einem weiteren Wunder dieses Heiligen, das Ridolfo malte, und bei dem ein abgestorbener Baum neues Laub und neue Blüten trieb, nachdem der Sarg des Heiligen ihn berührt hatte. Onkel Davids Bemerkung über die Neubelebung der Kunst in der Familie Ghirlandaio deutet auch auf die Neubelebung des Familienstammbaums hin, der auf eine Weise wieder grünt, die an jenen ›broncone‹ oder Baumstumpf der Medici erinnert, der neue Blätter trieb, als sie wieder an die Macht kamen.

Vasari ergeht sich weiter in Bewunderung über Ridolfos Werk und dehnt den Kreis der Familie mit der Behauptung aus, Ridolfo habe einen Schüler namens Michele gehabt und ihn wie ein Vater geliebt. Sie hätten ›wie Vater und Sohn‹ aneinander gehangen. Ridolfo wurde sehr alt (wie David, doch anders als Domenico), er sah seine Töchter verheiratet, seine Söhne als erfolgreiche Kaufleute in Ferrara und Frankreich. So endete das Leben des betagten Patriarchen, der, so Vasari, die Kunst sehr liebte und der, so ließe sich hinzufügen, kommerziell ebenso erfolgreich war wie die Tornabuoni, für die die Ghirlandaio einst gearbeitet hatten. In der Schlußszene von Ridolfos Vita beschreibt Vasari, wie der Künstler in den Palazzo Vecchio getragen wurde, inzwischen die Residenz der Medici, wo er von den Renovierungsarbeiten tief beeindruckt war. Höchst beglückt über das, was er sah, verkündete er – wie Simeon im Tempel: ›Nun sterbe ich vergnügt, denn ich kann den Künstlern jenseits die Nachricht bringen, daß ich gesehen habe wie ein Toter zum Leben auferstanden, ein Häßlicher schön, ein Greis wiederum jung worden ist.‹

In Ridolfos Erklärung klingen Davids Worte an, doch während David von Ridolfos Kunst sprach, spricht Ridolfo von jenem Bauwerk, das stellvertretend für die gesamte Florentiner Kunstgemeinschaft unter den Medici steht. Von Arnolfo, dem Sohn des Lapo, begonnen, wurde es von Michelozzo und zahllosen anderen umgestaltet, bevor Vasari dem Gebäude für seinen Medici-Mäzen seine endgültige Form verlieh. Jetzt beurteilt der betagte Patriarch, der selbst im Palazzo Vecchio gearbeitet hatte, die Erneuerung der Kunst durch das Gemeinwesen von Florenz, eine Erneuerung, die mit jener vergleichbar ist, die er im künstlerischen Leben seiner eigenen Familie bewirkt hatte. Ridolfo spricht über die Neubelebung in der Familie der Kunst, die von Arnolfos Vater Jacopo abstammt, dem ›Jakob‹ im ›Domus Jacob‹ der Florentiner Kunst, und ruft damit in Erinnerung, daß die Florentiner Patriziergesellschaft immer auch eine Gesellschaft ist, die sich über die Familie definiert.

Wie die Werke der Ghirlandaio zum Ruhme von Florenz beitrugen, so gereichten die Gemälde Jacopo Bellinis und seiner Familie der Stadt Venedig zur Ehre. Vasaris Geschichte von Jacopo Bellinis Aufstieg zeichnet wiederum einen Künstler, der von bescheidenen Anfängen (›basso e vile‹) zum ›höchsten Gipfel des Ruhmes‹ aufstieg. Der Begründer des Malergeschlechts ist Jacopo Bellini, und er ist, wie der Name suggeriert, eine weitere Jakob-Figur in der Reihe von Vasaris Kunstpatriarchen. Seine Geschicke sind, wie die seiner Familie, eng mit dem Ruhm seiner ›Vaterstadt‹ verbunden. Die Familie zieht sich als Leitmotiv durch die Viten der Bellini. Jacopo taufte seinen Sohn nach Gentile da Fabriano, sagt Vasari, weil er seines Lehrers ›mit großer Liebe‹ gedachte, der ihm ›ein zärtlicher Vater‹ gewesen war. Man könnte fast sagen, Gentile sei der Abraham für Bellinis Jakob. Diese Erfindung bereitet den Boden für das durchgehende Bellini-Motiv Familie und Heimatliebe.

Als liebender Vater lehrte Jacopo seine Söhne gewissenhaft die Grundbegriffe des Zeichnens, und obwohl er hoffte, daß Giovanni ihn in der Kunst übertreffen werde, hoffte er noch mehr, daß Gentile sie beide übertreffen werde. Er war sehr zufrieden, als beide großen Erfolg hatten. Jacopo arbeitete mit Hilfe seiner beiden Söhne, und beide sollten später Szenen malen, die Venedigs Pracht feierten und sie selbst sowie ihre ganze Familie berühmt machen sollten. Mit der Zeit wurde Jacopo verschlossener, Giovanni und Gentile zogen aus und standen auf eigenen Füßen. Gleichwohl hegten sie weiterhin ›größte Achtung‹ füreinander und für ihren Vater. Gentile ging nach Konstantinopel, wo ihn der Sultan ›mit Freuden‹ empfing und ihm eine Goldkette um den Hals hängte, die ›noch jetzt bei seinen Erben in Venedig aufbewahrt‹ werde. Gentiles Reise war ein Triumph für Venedig, für die venezianische Kunst und für seine Familie. Als er von dieser ›glücklichen Fahrt‹ nach Venedig zurückkehrte, wurde er ›fast von der ganzen Stadt mit Jubel‹ empfangen, auch von seinem Bruder Giovanni. Es wirkt fast, als sei Giovanni ein Botschafter gewesen, der seinem Staat diente und damit seiner Familie Ehre machte. Gentile wurde achtzig Jahre alt und als er, nun selbst ein Patriarch, starb, richtete ihm sein Bruder, der ›ihn immer zärtlich geliebt‹ hatte, ein ehrenhaftes

Begräbnis aus. Auch hier finden wir wieder das Motiv der brüderlichen Liebe.

Dann führt Giovanni in Venedig die Sitte ein, die Väter (›padri‹) und Vorväter (›avi‹) aller venezianischen Familien bis in die vierte Generation zurück portraitieren zu lassen. In einigen vornehmen Häusern, sagt Vasari, reichten die Portraits sogar noch weiter zurück. Vasari behauptet, dieser Brauch sei bei den Alten üblich gewesen, und er findet ihn natürlich höchst lobenswert. ›Wem‹, fragt er, ›sollte es nicht ein unendliches Vergnügen bereiten, der Zierde gar nicht zu gedenken, wenn er die Bilder seiner Ahnen sieht? Besonders wenn sie in den obersten Staatsämtern sich auszeichneten, durch herrliche Taten im Krieg und Frieden, durch Gelehrsamkeit oder andere merkwürdige und seltene Vorzüge berühmt waren.‹ Er erinnert daran, daß die Alten aus diesem Grund – um ihren Nachfahren die Begeisterung für Tugend und Ruhm einzupflanzen – Ebenbilder bedeutender Männer auf öffentlichen Plätzen aufgestellt hätten. Giovanni Bellinis Portraits ehrten nicht nur Venedigs Patriarchen, sie bescherten auch dem illustren Haus des Jacopo Bellini Ruhm.

Vasaris Loblied auf die Wirkung von Ahnenportraits läßt an die Begeisterung denken, mit der er in Fresken und Altarbildern immer wieder bedeutende Bürger, Staatsmänner, Dichter und Künstler erkennt – selbst wenn sie gar nicht da sind. Die den *Leben* beigefügten Künstlerportraits, oftmals sehr phantasievolle Adaptionen von Kunstwerken, sollten, wie die *Leben* selbst, Vorbilder für hohes Können und Ruhm sein. Wer ein Portrait malt oder eine Biographie schreibt – und das gilt für Vasari wie für zahllose andere – zelebriert den Ruhm eines Menschen, und die Berühmtheit eines Individuums ist vom Ruhm seiner Familie und seiner Vaterstadt nicht zu trennen.

Vasaris bewegende Geschichte vom künstlerischen, familiären und patriotischen Ruhm der Bellini endet mit Giovannis Tod im Alter von neunzig Jahren. Er wurde neben seinem Bruder beerdigt und hinterließ Venedig seine Werke sowie das ›unsterbliche Vermächtnis‹ seines Namens und verhalf damit auch seiner Familie in ihrer gemeinsamen Vaterstadt zu Ehren.

Die Leben des Andrea Mantegna und des Jacopo Bellini weisen nicht nur gemeinsame Züge auf, sie sind auch auf besondere Weise miteinander verwoben. Wie Bellini, der aus bescheidenen Anfängen kommend hoch hinauf gelangte, fing auch Mantegna klein an und wurde dank seines Talents und glücklicher Fügungen ein ›preux chevalier‹. In seiner Jugend hütete er Vieh, bevor er bei Squarcione eine Malerlehre begann. Man setzte große Hoffnungen in ihn als Maler, weswegen Jacopo Bellini danach trachtete, Mantegna als Ehemann für seine Tochter zu bekommen, die Schwester von Giovanni und Gentile. Mantegna wurde ein ebenso glänzender wie gefragter Maler und wurde von Papst Innozenz III. zum ›cavaliere‹ ernannt. Erfolgreich und wohlhabend erbaute er sich in Mantua ein ›schönes Haus‹ – Symbol seiner hohen gesellschaftlichen Stellung. Mantegna war ›anmutig in seinem Betragen‹, der vollkommene Ritter.

Auch in dieser Geschichte Vasaris geht es um den sozialen Aufstieg eines Künstlers, doch in ihr werden zwei ruhmvolle Künstlerfamilien miteinander verbunden. Denn im Grunde wird ja Mantegna in den Bellini-Clan aufgenommen, so, wie der weniger berühmte Bastiano zu einem Mitglied der Großfamilie Ghirlandaio wurde. Mantegnas Einheirat in die Familie Bellini führt zur Verschmelzung seines Stils mit dem Stil der Bellini – ein Thema, dem sich die historische Erforschung des Renaissance-Stils widmet.

Die Geschichte hat tiefgehende Konsequenzen, denn die Heirat führte zu einem Familienzerwürfnis. Mantegna war Squarciones ›Adoptivsohn‹ oder ›figlio adottivo‹, der ihn in seinem Haus aufgenommen hatte. Bellini war Squarciones Rivale und hatte daher in gewisser Weise dessen Sohn von seiner Familie fortgelockt. Als Mantegna die Tochter seines Rivalen heiratete, beging er Verrat an seinem Vater in der Kunst. Die Geschichte dieser Heirat ist somit zugleich die Saga eines Familienstreits. Verbittert über den Verrat seines Sohnes, begann Squarcione, der Mantegna immer gelobt hatte, ihn zu denunzieren, er kritisierte öffentlich seine Arbeiten und sagte, er male Figuren, die nicht wie Menschen aus Fleisch und Blut, sondern wie steinerne Statuen aussähen. Diese Kritik, die inzwischen zur Geschichte von Mantegnas geradezu gemeißeltem Stil gehört, ist durchaus zutreffend, denn seine Gemälde, die eine intensive Beschäftigung mit Donatello und den antiken Statuen verraten, haben in ihren Formen tatsächlich eine bildhauerische Härte. Wir übersehen allerdings, daß Squarciones berühmte Diffamierung seines Sohnes im Zusammenhang einer Familienangelegenheit geschah – nämlich Mantegnas Eheschließung mit der Tochter des Rivalen seines Vaters. Konkurrenz unter Künstlern, scheint Vasari mit dieser Fiktion sagen zu wollen, hat mitunter auch soziale Gründe.

Vasari schließt seine detaillierte Wiedergabe von Squarciones Diffamierungen mit der Bemerkung, der geschmähte Mantegna habe Squarcione gleichwohl in einem Fresko portraitiert und zwar mit Lanze und Schwert in Händen. Zeichnet Vasari dieses letzte Bild von Squarcione, damit wir die Kampfbereitschaft und den Zorn eines betrogenen Vaters in Erinnerung behalten?

DIE MEDICI-AHNEN IN WACHS, GIPS UND PORPHYR

Es wäre allzu langatmig, alle Portraits, reale wie erfundene, aufzählen zu wollen, die Vasari in Fresken erkennt. Für Vasaris Sozialgeschichte der Kunst sind sie allerdings so wichtig, daß sie einige Bemerkungen verdienen, insbesondere die Portraits der Medici, für die er ja selbst arbeitete. Er räumt ein, daß Bildnisse, ob als Historienbilder oder reine Portraits, Denkmäler für Tote sind. Diese Bildnisse von Toten sieht er beispielsweise in Botticellis *Anbetung der Könige* für Santa Maria Novella zu strahlendem Leben erweckt, denn dort sind die Medici als die Heiligen Drei Könige abgebildet. Die Funktion eines solchen Portraits als Denkmal ähnelt der eines Grabmals.

Grabmäler werden aus Marmor, Bronze oder sogar Porphyr hergestellt und sind dauerhafter als Gemälde. Verrocchios Grabmal für Giovanni und Piero de' Medici ist hierfür ein treffendes Beispiel, denn es ist eine ›cassa di porfido‹. Vasari ist vor allem an der außergewöhnlichen Härte von Porphyr interessiert, da das Material technische Schwierigkeiten aufwarf. Er denkt an diese Eigenschaft des Steins, wenn er von Peruginos hartnäckigem

Widerstand gegen die Religion berichtet und sagt, keine Predigt habe es vermocht, in sein Porphyr-Gehirn oder ›cervello di porfido‹ vorzudringen. Dieser Porphyr, den Vasari hier boshaft in einem Wortportrait benutzt, um Perugino zu charakterisieren, ist so hart, daß er nicht zufriedenstellend bearbeitet werden konnte, bis Francesco del Tadda eine Technik fand, um ihn für Büsten benutzen zu können, und zwar vor allem für sein Portrait von Cosimo il Vecchio de' Medici. Dieser technische Durchbruch war so ungeheuer, daß selbst Michelangelo, schreibt Vasari, sehr beeindruckt war, als er davon erfuhr. Dank Taddas Technik, Büsten in Porphyr zu meißeln, konnten nun nicht nur die Ruhestätten ehrenvoller Persönlichkeiten, sondern auch deren Konterfeis in dem dauerhaftesten, ja unvergänglichen Stein ausgeführt werden.

Ganz im Gegensatz zu diesen unvergänglichen Bildnissen fertigte Verrocchio, wie Vasari zu berichten weiß, Gipsportraits. Sie waren billig und hingen daher in jedem Haus – über Kaminen, Türen, Fenstern und in Nischen. Solche Portraits, fährt er fort, würden noch immer angefertigt. Seiner Meinung nach gebühre Verrocchio für diese Erfindung viel Lob. Obwohl er es nicht explizit sagt, sieht er diese Gipsportraits, wie die gemalten Bildnisse der Bellini, als Portraits illustrer Bürger aus illustren Häusern oder Familien. Dabei verweilt er selbstredend lange bei den für die Medici angefertigten und führt eine weitere Art Portrait ein, wenn er die Wachsportraits erwähnt, die ein gewisser Orsino in Zusammenarbeit mit Verrochio geschaffen habe. Vasaris Beschreibungen dieser Bildnisse haben die Form eines Lobgesangs auf die Familie, der er diente. Er befaßt sich im wesentlichen mit den lebensgroßen Votivbildern Lorenzo de' Medicis, die nach der Pazzi-Verschwörung entstanden, bei der Lorenzo im Dom verwundet, sein Bruder Giuliano ermordet wurde. Diese Bilder waren ein Dank an Gott dafür, daß er Lorenzo lebend aus dem Dom entkommen ließ. Eins wurde nach Assisi geschickt, ein zweites fand seinen Platz in der Kirche der Servi, ein drittes in einer Kirche in der Via San Gallo. Letzteres stellt Lorenzo in der Kleidung dar, die er trug, als er verletzt und bandagiert am Fenster seines Hauses vor jenen erschien, die in der Hoffnung dort hingeströmt waren, ihn lebend anzutreffen oder ihn, sollte er tot sein, zu rächen. Vasari beschreibt das Bild auf diese Weise, um die Erinnerung an den glorreichen Ahnherrn der Medici wachzurufen, und er tut es in der Hoffnung, damit in seinen Lesern Sympathie für diesen bedeutenden Bürger zu wecken, der das politische und kulturelle Leben seiner Stadt beherrschte und, so Vasari an anderer Stelle, ›das goldene Zeitalter‹ wiederbelebte.

Vasari schließt mit der Bemerkung, der Brauch dieser Wachsbilder befinde sich jetzt, also in seiner eigenen Zeit, im Niedergang und fragt dann suggestiv, ob dies einem Nachlassen von Frömmigkeit oder anderen Gründen geschuldet sei. Der Hintergrund, vor dem wir Vasaris ständiges Loblied auf die Väter der Stadt sehen müssen, ist also offenbar seine Befürchtung, daß die Verehrung der eigenen Vorväter nachlassen könnte.

VASARIS ILLUSTRE VERWANDTE

Der zweite Band der *Leben* schließt mit Luca Signorellis Biographie. Wie die Viten der Bellini und Ghirlandaio gehört auch diese zu der größeren Geschichte der weitverzweigten Familie des Künstlers – in diesem Falle Vasaris eigener. Hier erfahren wir mehr über einen der großen Ahnen des Hauses Vasari, denn Signorelli war ja, wie wir uns erinnern, mit Lazzaro Vasaris Nichte verheiratet, also mit dem ›Haus des Lazzaro‹ verwandt. Er war ein ›trefflicher‹ und ›berühmter‹ Maler, dessen Kunst von Michelangelo gelobt wurde. Wie Mantegna, war Signorelli ein Ehrenmann und wegen seiner ›gentilezza‹ sehr beliebt. Er war höflich und liebevoll zu seinen Freunden, reizend und angenehm in der Unterhaltung, kurz: Signorelli war der perfekte Hofmann. Er führte ein glänzendes Leben, kleidete sich gut, und wegen seiner guten Eigenschaften (prahlt Vasari) wurde er in seiner Vaterstadt stets sehr verehrt. Vasari jedenfalls verehrt diesen glanzvollen Verwandten mit größter Bereitwilligkeit.

Der Höhepunkt in Signorellis Biographie ist jener Augenblick in Vasaris Kindheit, als Signorelli ›hoch in Jahren‹ von Cortona nach Arezzo kam, um ›seine Freunde und Verwandten‹ wiederzusehen – und zwar (im Triumph?) von Männern auf Schultern getragen. Vasari erinnert sich, daß Signorelli Vasaris Vater ermunterte, den Jungen zeichnen zu lassen, und hinzufügte, es werde ihm zur Ehre gereichen. Signorellis Worte werden gleichsam als

Prophezeiung von Vasaris späteren Leistungen wiedergegeben. Vasari entwirft für seine Leser ein äußerst anschauliches Bild seines Ahnen, seines vornehmen Verwandten, eines hochgeehrten, höfischen Herrn, der Vasari seinen väterlichen Segen gibt. Vasari verkündet, Signorelli habe dem Vater Antonio diesen Rat gegeben, weil er, Vasari, in der Schule immer gezeichnet habe – ein häufiges Vorkommnis in den *Leben*. Sind all die Künstler der Vergangenheit, die während des Unterrichts angeblich unentwegt zeichneten, Projektionen von Vasaris eigener Lebensgeschichte? Könnte es nicht sein, daß Signorelli eingeführt wird und seinen Segen geben muß, weil Vasaris Vater sich der Ausbildung seines Sohnes zum Künstler widersetzte – auch wenn Vasari später behauptet, sein Vater habe ihn auf den Weg der Kunst geführt? Könnte es nicht sein, daß auch Vasaris Vater einer jener Väter war, die sich den natürlichen Neigungen ihres Sohnes zur Kunst entgegenstellten? Was immer in Vasaris Leben tatsächlich geschehen sein mag, die Erinnerung an Signorelli, jenen ›freundlichen und liebenswürdigen Alten‹, diesen wohlwollenden Ahnen, bleibt ihm ›ewig fest in der Seele‹.

Signorelli steht für alle Patriarchen in der Geschichte der Kunst, alle Väter oder Vaterfiguren, die weise genug sind, ihre Söhne Künstler werden zu lassen. Er nimmt glücklich und triumphierend seinen Platz am Ende des zweiten Teils der Kunstgeschichte ein, denn er gehört zu jenen, die der ›Vollkommenheit der Kunst‹ den Weg ebneten. Vasaris patriarchaler Verwandter prophezeit und segnet nicht nur Vasaris Zukunft, er kündet sozusagen vom Kommen jenes Künstlers, der, durch Signorelli inspiriert, zum bedeutendsten Patriarchen der Familie der Kunst werden sollte – Michelangelo Buonarotti. Im metaphorischen Sinn von Familie entstammt Michelangelo sozusagen Vasaris weiterem Familienkreis.

CORREGGIOS FAMILIÄRE NÖTE

Nicht jedes Künstlerleben verläuft so glanzvoll wie das von Luca Signorelli, Andrea Mantegna oder Giovanni Bellini. Nehmen wir Correggio. In aller Regel erinnern wir uns daran, wie sehr Vasari Correggios Kolorit lobt, die ›vaghezza‹ und ›morbidezza‹ seines ›colorito‹, um die sich praktisch die ganze Biographie dreht. Wie aber steht es mit Correggios Persönlichkeit und den ›Fakten‹ seines Lebens? Das ist eine recht traurige Geschichte.

Correggio war, behauptet Vasari, sowohl ›schüchtern‹ als auch ›schwermütig‹. Er verbindet diese Charakterisierung mit dem Bild eines Künstlers, der immer hart arbeitete, weil er sich bemühte, seine familiären Verpflichtungen zu erfüllen, die ihm eine Bürde waren, ›lo aggravava‹, sie drückten ihn buchstäblich nieder. Diese vermutlich erfundene Beschreibung ergänzt Vasari am Ende durch den Hinweis, die Sorge um seine Familie habe Correggio bedrückt, womit er finanzielle Sorgen meint. Das war fraglos für jeden Künstler ein reales Problem. Vasari schreibt, Correggio habe ständig versucht, für seine Familie Geld zu sparen, wurde ein Geizkragen und beendete sein Leben elendiglich.

›Man erzählt sich‹, schreibt Vasari, Correggio habe in Parma vierzehn ›scudi‹ Lohn erhalten und diese zur Begleichung einiger Schulden in seine Heimatstadt bringen wollen. Er machte sich auf den Weg, und es war in der Sonne sehr heiß. Überhitzt trank der Künstler Wasser, um sich zu erfrischen, daraufhin erkrankte er an hohem Fieber und erholte sich nie wieder. Wir behalten von dem unglücklichen Correggio das traurige Bild eines Malers in Erinnerung, der zugrundegeht, weil er sich bemüht, den finanziellen Verpflichtungen für seine Familie nachzukommen.

Vasaris Mär zielt vielleicht auch auf seine Darstellung von Andrea del Sarto als einem von seiner Frau geknechteten Mann, deren Habgier ihn äußerst stark belastete. In diesem Zusammenhang erinnern wir uns, daß Sartos Freund Franciabigio ihn vor den Schwierigkeiten warnte, die eine Ehefrau mit sich bringe, und daß Raffael wie auch Taddeo Zuccaro eine Ehe und deren Verantwortungen ablehnten. Wir erinnern uns auch daran, daß Vasari ein Fresko beschreibt, das er von einer Ehefrau gemalt haben will, als Scherz (aber ernst gemeint), dessen Pointe darin besteht, daß die Ehefrau das Haus ihres Mannes vernichtet. Die Verantwortung, eine Ehefrau und eine Familie zu haben, war für Vasari und andere Künstler ohne Zweifel ein Problem. Seine betrübliche Mär von Correggios Tod, von familiären Belastungen niedergerungen, erinnert auf ergreifende Weise an solche sehr realen Sorgen. Das Portrait des sterbenden Correggio, der treu seine familiären Verpflichtungen zu erfüllen suchte, sollte beim Leser tiefes Mitgefühl erwecken.

LEONARDOS GESCHÄFTSTÜCHTIGER VATER

Correggios Geschichte war traurig, die seines Zeitgenossen Leonardo hingegen ist heiter, ja triumphierend. Leonardo da Vinci war der uneheliche Sohn Piero da Vincis. Er wurde als kleines Kind von seiner leiblichen Mutter Caterina fortgeholt und der Obhut Albieras übergeben, der Ehefrau seines Vaters. Ohne auf diese Umstände näher einzugehen, sagt Vasari lediglich, der ›gottbegabte‹ Künstler sei Ser Piero da Vincis Sohn gewesen. Dieser Piero war der perfekte Künstlervater. Leonardo beschränkte sich in der Schule auf Rechnen, Lautespielen und sang sehr schön. Piero beobachtete aber, daß Leonardo immerzu zeichnete und Reliefs formte, und da er Leonardos geniale Begabung erkannte, zeigte er einige seiner Arbeiten ›seinem Freund‹ Verrocchio und bat ihn um sein Urteil, ob Leonardo das Zeug für eine Ausbildung zum Künstler habe. Verrocchio war erstaunt über das, was er sah, und riet Piero zu. Daraufhin ›ermunterte‹ Piero seinen Sohn und ›sandte ihn‹ in Verrocchios Werkstatt. Leonardo, der vorbildliche Sohn, folgte dem Befehl seines Vaters ›mit großer Freude‹.

Ferner spielt Leonardos Vater eine herausragende Rolle in der bekannten Geschichte jener *Medusa*, die der junge Leonardo auf das Schild eines Bauern malte. Sehen wir uns diese Legende näher an, denn wir können aus ihr viel lernen, nicht zuletzt über Leonardos geschäftstüchtigen Vater. Es war einmal, Piero weilte in seiner Villa auf dem Lande, da kam ein Bauer mit einer ›rotella‹ zu ihm, einem aus Feigenholz geschnittenen Schild, und bat ihn, etwas darauf malen zu lassen. Piero tat das gern, da der Bauer für ihn fischte und jagte. Er brachte das Stück Holz also nach Florenz zu seinem Sohn und bat ihn, es zu bemalen. Der sah, daß der Schild krumm war, bog ihn zurecht und gab ihn einem Drechsler, der ihn begradigte. Dann grundierte er das Holz mit Gips und überlegte, was er darauf malen könnte. Er entschied sich für ein Medusenhaupt, das alle erschrecken würde, die es erblickten. Leonardo studierte verschiedene Eidechsen, Grillen, Schlangen, Schmetterlinge und ›andere seltsame Tiere‹, dann bastelte er daraus ein äußerst furchterregendes Untier mit giftigem Atem, der die Luft ringsum entzündete. Leonardo war in seine Arbeit so versunken, daß er den Gestank der toten Tiere nicht bemerkte, die er studierte, um sein Ungeheuer zu malen.

Als Leonardo das Gemälde fertiggestellt hatte, sagte er seinem Vater, er könne den Schild holen lassen, wann immer er wolle. Ser Piero, der das Werk in Augenschein nehmen wollte, kam also eines Tages nach Florenz und klopfte an Leonardos Tür. Dieser öffnete, bat seinen Vater, einen Augenblick zu warten, ging in sein Zimmer und rückte den Schild in gutes Licht in die Nähe eines Fensters, bevor er seinen Vater hereinbat. Vom Anblick der gemalten Medusa überrascht, erschrak Piero, weil er glaubte, was er sehe, sei echt und nicht gemalt. Piero sagte zu Leonardo, das Gemälde erfülle seinen Zweck, ja er sagte, das Werk sei ›mehr als wunderbar‹, und lobte Leonardos Geschick. Nun brachte Piero diesen Schild aber keineswegs dem Bauern, von dem er es bekommen hatte. Er kaufte stattdessen einen anderen mit dem Bild eines von einem Pfeil durchbohrten Herzens und gab ihn dem Bauern, der sich ihm für dieses Werk zeitlebens verpflichtet fühlte. Dann verkaufte Piero den Schild insgeheim für einhundert ›scudi‹ an einen Kaufmann. Kurze Zeit später geriet das Gemälde in die Hände des Herzogs von Mailand, der es für den dreifachen Preis von eben dem Kaufmann erwarb. Damit endet Vasaris Geschichte.

Es kann durchaus sein, daß Vasari diese Geschichte als Variation zu Sacchettis ›novella‹ erfand, in der Giotto einen Schutzschild für einen einfachen ›kleinen Mann‹ bemalte. Vasaris Dichtung beschreibt die ›terribilità‹ der Kunst Leonardos und die ›fantasia‹, die seine ›maniera alla grottesca‹ auszeichnet. Die ganze Geschichte ist erfunden, Vasari aber erzählt sie in solchem Detail, daß sie nahezu glaubhaft wird. Bei der Lektüre geben wir bereitwillig jede Skepsis auf, vor allem da die Geschichte Leonardos Kunst durchaus entspricht. Ein Fingerzeig darauf, daß sie nicht wahr ist, könnte ihre Ähnlichkeit mit der Geschichte von Michelangelos *Schlafendem*

Cupido sein. Wie Michelangelos Skulptur, die ebenfalls in der Jugend des Künstlers entstand, wird Leonardos Jugendwerk mit beträchtlichem Gewinn verkauft, zu einem viel höheren Preis als ursprünglich dafür bezahlt worden war. Da der *Cupido* als antikes Werk ausgegeben wurde, hatte er zwei Identitäten, eine als ein Werk Michelangelos, eine zweite als antike Statue. Diese beiden Statuen entsprechen sozusagen den beiden Schilden. Beide Geschichten enthalten als wesentliches Element die Täuschung: da ist Piero, der den Bauern mit einem anderen Schild hintergeht, und da ist die Person, die den *Cupido* als antike Statue ausgibt. Wenn Vasari abschließend berichtet, der Schild sei schließlich beim Herzog von Mailand gelandet, deutet er augenzwinkernd auf den fiktionalen Charakter der Geschichte hin. Denn kann es Zufall sein, daß das Schicksal den Schild just an den Hof von Mailand bringt, wo Leonardo später arbeiten sollte?

Vasaris Geschichte handelt fast ebensosehr von Leonardos Vater als ›padrone‹ wie von Leonardo als Künstler. Er weiß die herausragende Qualität des Werkes seines Sohnes zu schätzen, er erkennt sein Talent und seine Virtuosität, sieht aber auch den potentiellen finanziellen Wert des Gemäldes. Wenn Piero den Bauern täuscht, indem er diesem einen anderen Schild gibt, dann ist dies eine auffallende Parallele dazu, daß das höchst illusionistische Werk seines Sohnes so täuschend ist, daß es Piero tatsächlich in die Irre führt. Um das Sprichwort umzudrehen: ›Wie der Sohn, so der Vater.‹ Wenn uns aus Vasaris Geschichte Leonardo als Wunderkind in Erinnerung bleibt, sollten wir den Vater nicht vergessen, der als gewitzter und pragmatischer Geschäftsmann die Gelegenheit erkennt, aus der Kunst seines Sohnes einen eigenen finanziellen Vorteil zu schlagen und sie daher bei einem kommerziellen ›inganno‹ für sich nutzt. So erinnert Vasari daran, daß Florenz nicht nur die Hauptstadt der Kunst, sondern auch ein Handelszentrum war, wo es sehr viele Männer wie Piero da Vinci gab, die mit Verstand und List große Gewinne erzielten. Leonardos schlauer Vater steht in Vasaris Fiktion für die vielen Florentiner, die mit ihrem Geschäftssinn, ihrer Gerissenheit und ihrem unternehmerischen ›Talent‹ Florenz zu einer reichen Stadt machten. Vasaris Legende handelt auch davon, daß die Geschichte der Kunst und die Geschichte finanziellen Wohlstands nicht voneinander zu trennen sind.

DER AUFSTIEG DER SAN GALLO-DYNASTIE

In Florenz lebte zu Leonardos Zeiten ein Architekt namens Giuliano da San Gallo, der Bedeutendes leistete und in hohem Ansehen stand. Er war angeblich der Sohn Francesco di Paolo Giambertis, ein Architekt unter Cosimo de' Medici, und wurde selbst ›ein treuer Diener der Medici‹. Er baute für Lorenzo die großartige Villa in Poggio a Caiano und war auch für einige wichtige Bauwerke in Rom und Neapel verantwortlich.

Obwohl er der Familie Giamberti entstammte, nannte er sich San Gallo, und zwar aufgrund einer Arbeit an einem Kloster vor der Porta San Gallo. Nach der Geschichte, die Vasari erzählt und die bis heute gemeinhin für bare Münze genommen wird, bekam Giuliano diesen Namen von Lorenzo, der ihn, wegen eben dieser Arbeiten vor der Porta San Gallo, ›da San Gallo‹ nannte. Giuliano protestierte dagegen und sagte zu Lorenzo, wenn dieser ihn ›da San Gallo‹ nenne, verliere er seinen ›alten Familiennamen‹, worauf Lorenzo antwortete, dank seiner großen Kunst sei er nun der ›Stifter eines neuen Hauses‹ – der Begründer der Künstlerdynastie San Gallo.

Auch Giulianos jüngerer Bruder Antonio war Architekt, dessen Werke Vasari lobt. Giulianos Sohn Francesco war ein begabter Bildhauer. Giuliano hatte einen Neffen namens Antonio, der später ein bekannter Architekt wurde, Antonios Bruder Battista Gobbo war sein Kollege. Zwei weitere Neffen von Giuliano, Aristotile und Giovan Francesco da San Gallo, machten ihrer Familie ebenfalls Ehre, und Vasari widmet sowohl Antonio dem Jüngeren wie auch Aristotile eigene Viten. Die San Gallo-Dynastie nimmt daher mit drei Biographien eine Sonderstellung in Vasaris Buch ein.

Indem er vorgibt, Giuliano habe seinen Namen von Lorenzo dem Prächtigen bekommen, vergrößert er Giulianos eigene Pracht. Das tut er auch mit einer anderen Geschichte über Giuliano und seinen Mäzen, die der Namensgeschichte unmittelbar vorausgeht. Vasari sagt, Lorenzo habe Giuliano dem König von Neapel empfohlen. Als nun Giuliano den König bat, nach Florenz zurückkehren zu dürfen, erhielt er Geschenke, die er für Lorenzo mitnehmen sollte – Pferde, Kleidung und Geld – aber Giuliano weigerte sich, diese Geschenke anzunehmen und sagte, Lorenzo, sein ›padrone‹, benötige kein Geld. Wenn der König Lorenzo ein Geschenk machen wolle, dann, so Giuliano, solle er ihm Antiquitäten seiner Wahl geben. Aus ›Liebe zu Lorenzo und aus Anerkenntnis Giulianos‹ gab der König Giuliano die Büste von Kaiser Hadrian sowie zwei Statuen: eine nackte weibliche Gestalt sowie einen schlafenden Cupido. Giuliano überbrachte sie Lorenzo, der über diese Geschenke überaus glücklich war und nicht müde wurde, den ›großmütigen Künstler‹ zu rühmen, der Geld und Silber zugunsten von Kunstwerken zurückgewiesen hatte – was nur wenige getan hätten. Seine Großzügigkeit und seine größere Liebe zur Kunst als zum Geld lassen Giuliano fürstlich und prächtig erscheinen, ganz wie der Prächtige selbst.

Ganz passend beschließt Vasari Giulianos Biographie mit den Worten, Giuliano und sein Bruder hätten der Welt ihre Kunst als ›Erbgut‹ hinterlassen, und fügt hinzu, sie hätten in ihren Häusern in Florenz ›eine Menge schöner Altertümer‹ gesammelt. Dies macht die San Gallos zu vornehmen Kunstsammlern, ganz wie ihre Medici-Mäzene. Wenn sich Vasari später mit den Kunstwerken brüstet, die er selbst besitzt, stellt er sich, wie hier die San Gallos, ebenfalls als fürstlichen ›padrone‹ der Kunst dar. Vasaris Buch erzählt die Geschichte von Künstlern, die dank ihres Wohlstands und ihres Könnens ihren Auftraggebern zunehmend ähneln – und schließlich wie Fürsten werden.

RAFFAELS FÜRSTLICHE FAMILIE

Vermutlich räumt Vasari in seinem Buch keiner zweiten Künstlerfamilie so viel Platz ein wie derjenigen Raffaels. Dessen Vater war, schreibt Vasari, der Maler Giovanni Santi aus Urbino, der seinem Sohn den guten Weg zur Kunst wies. Giovanni wollte nicht, so Vasari weiter, daß man seinen Sohn zu einer Amme schickte, er wollte, daß er von seiner Mutter gestillt werde. Ammen stammten aus der Unterschicht oder waren Bäuerinnen, ihr Betragen war ungefällig und roh, im Gegensatz zu den ›guten Sitten‹ der Mütter. So jedenfalls erläutert es Vasari in seinem Familienroman. Raffaels legendäre ›gentilezza‹ erklärt sich also dadurch, daß er an der Brust der Mutter genährt wurde, und dies wiederum war Folge einer väterlichen Entscheidung. Vasari ergänzt die anrührende Geschichte von Mutterliebe mit der Information, als Raffael sein Zuhause verließ, um zur Ausbildung nach Perugia zu gehen, habe der Vater den Jungen aus den Armen der Mutter genommen, die ›ihn zärtlich liebte und mit vielen Tränen von ihm schied‹.

Vasaris Schilderung von Raffaels Mutter ist eine poetische Erläuterung jener zarten, liebevollen Aura der Muttergottesgestalten in Raffaels Gemälden. Da er die zärtliche Liebe seiner Mutter erlebt hatte und liebevoll an ihrer Brust genährt worden war, konnte er diese Liebe und Zärtlichkeit in seine Darstellungen der Mutter Maria legen. Vasaris Familienidylle zeigt, daß neuzeitliches Gefühlsleben nicht im achtzehnten Jahrhundert ›ex nihilo‹ erfunden wurde. Und daß auch wir noch auf solche erdichteten Geschichten reagieren, zeigt, daß in unserer unromantischen Welt das Gefühl noch nicht verschwunden ist. Es ist durchaus denkbar, daß Vasari die rührende Geschichte mütterlicher Liebe mit Blick auf Michelangelos berühmte Bemerkung erdichtete, er habe die Hämmer und Meißel seiner Bildhauerkunst mit der Milch seiner Amme eingesogen. Der springende Punkt dieses Gegensatzes ist, daß Michelangelos Brusternährung in die marmorne Härte seiner Werke mündete, während Raffaels Kindheit an der Mutterbrust zur Weichheit und zarten Anmut seiner Kunst führte.

Vasari schmückt Raffaels Familiengeschichte mit der Erfindung aus, Bramante, der ebenfalls aus Urbino stammte und der dem Papst riet, Raffael zum Malen nach Rom zu holen, sei Raffaels ›parente‹ oder Verwandter gewesen. Raffael kam in Rom schließlich zu hohen Ehren, er arbeitete für die Kirchenfürsten Julius II. und Leo X. und unterhielt eine große Werkstatt mit Giulio Romano, Perino del Vaga, Giovanfrancesco Penni und zahllosen anderen. Diese Protegés waren Raffaels Nachkommen, seine Söhne in der Kunst, und Vasari sagt ausdrücklich, Raffael habe Giulio und Perino wie eigene Söhne geliebt. Diese Familienbeziehungen gingen über eine rein metaphorische Beziehung hinaus, da Giulio, schreibt Vasari, die Schwester von Raffaels Schüler Lorenzetto, und Perino die Schwester von Penni heiratete. Raffaels Werkstatt war im Grunde eine Großfamilie. Wenn Vasari sagt, Raffael sei wie ein Fürst gewesen, zu dem fünfzig Künstler gehörten, präsentiert er das Bild eines Paterfamilias, der im Bereich der Kunst den alleinigen Vorsitz führt. Raffaels Schüler gehören, wie die inzüchtig verheirateten Kinder der italienischen Fürstenhöfe, zu der von ihm begründeten Dynastie.

Raffaels Nachkommen wurden selbst Vaterfiguren. Perino, aufgrund seiner großartigen Arbeiten für Andrea Doria unsterblich und zu Vasaris Zeit in Rom eine beherrschende Gestalt, war, mit Vasaris Worten, der ›Vater der Künste‹, und Giulio Romano wird von Vasari selbst in einer Rede an den Herrn von Mantua als ein ›padrone‹ der Stadt bezeichnet. Der fürstliche Raffael war Oberhaupt eines Geschlechtes, dessen Söhne große Patriarchen der Kunst wurden, fürstliche Erscheinungen, die wie Raffael, ihr Vater in der Kunst, die Welt der Kunst beherrschten. Raffael begründete also einen ›casato‹ der Kunst, eine Dynastie von Künstlern, die den Einfluß seiner Familie ausweiteten und das Andenken an seine ›padri‹ Giovanni Santi und Bramante in Ehren hielten.

TIMOTEO VITI IM RAFFAEL-CLAN

Vasari verknüpft Raffael mit weiteren Familien der Kunst. Seiner Meinung nach war Raffael, als er nach Florenz kam, eng mit Ridolfo Ghirlandaio und Aristotile da San Gallo befreundet, die beide, wie wir bereits hörten, aus großen Künstlerfamilien stammten. Ridolfo verließ Florenz nie, er wollte die Kuppel des Doms nie aus den Augen verlieren. Raffael hingegen verließ seine Heimatstadt Urbino nicht nur vorübergehend, als er nach Florenz, sondern schließlich auch endgültig, als er nach Rom ging. Urbino und Rom sind die Knotenpunkte des Lebens von Timoteo Viti, einem Schützling Raffaels, dessen Vita Vasari als Erweiterung von Raffaels Biographie im wesentlichen aus dieser entwickelt.

Timoteo kam, wie Raffael, in Urbino zur Welt. Seine Mutter Calliope war die Tochter von Antonio Alberto da Ferrara, ein ›ziemlich guter Maler‹, wie Vasari sagt, dessen Werke sich in Urbino und andernorts finden. Timoteos Vater starb, als dieser noch ein Kind war, und er blieb in der Obhut seiner Mutter – ein gutes Omen, wie Vasari bemerkt, schließlich sei Calliope eine der neun Musen, und Poesie und Malerei seien eng verwandt. Als ›verständige‹ Mutter erzog sie den Jungen, schreibt Vasari, ›in guten Sitten‹, was an Raffaels Mutter denken läßt. Wenn es bei Raffael der

Vater war, der seinen Sohn in der Kunst unterwies, war es bei Timoteo die Mutter, die ihn zum Studium der Malerei brachte. Schließlich wurde Timoteo von seinem älteren Bruder Piero Antonio nach Bologna geholt, der dort eine Lehre machte. Man hoffte, Timoteo werde seinem Bruder in der Kunst folgen, aber er blieb nur kurze Zeit in Bologna, bevor er wieder nach Urbino zurückkehrte. Dann wurde Timoteo von Raffael nach Rom eingeladen (so, wie Bramante Raffael nach Rom eingeladen hatte) und dort freundlich und mit Zuneigung empfangen. In Rom blühte Timoteo auf, und da er ein guter Sohn war, schickte er Geld nach Hause – so jedenfalls malt es sich Vasari in seinem vertrauten Schema der Sohnesliebe aus.

Schließlich konnte Timoteo die Trennung von seiner ›Vaterstadt‹ nicht mehr ertragen, vor allem weil er ständig von Freunden und seiner mittlerweile betagten Mutter bedrängt wurde, nach Urbino zurückzukehren, was er auch tat, sehr zu Raffaels Mißfallen, der ihn innig liebte. Kurze Zeit darauf nahm sich Timoteo auf Anraten seiner Familie in Urbino eine Frau und gründete selbst eine Familie. Von seiner Vaterstadt hoch geschätzt, beschloß er, seine Heimat niemals mehr zu verlassen, obwohl Raffael ihn mit Briefen traktierte.

Timoteo war als Kind vaterlos gewesen, hatte aber in Raffael einen Vater gefunden – wie alle Schüler Raffaels, die ihren Meister wie Söhne liebten. Als er mit diesem neu gefundenen Vater arbeitete, sehnte sich Timoteo aber nach seiner Vaterstadt, seiner Mutter und seinen Freunden. Als er schließlich in Urbino selbst eine Familie gründete, reagierte er damit auf familiäre Spannungen – den Konflikt zwischen der Loyalität zu seiner richtigen Familie in seiner Vaterstadt und zu seinem Adoptivvater Raffael in Rom. Zunächst glich Timoteo Raffael, der seine ›patria‹ Urbino verließ, aber als er nicht von Zuhause fortbleiben konnte, wurde er wie Raffaels Freund Ridolfo aus der Familie Ghirlandaio, der seine ›patria‹ niemals verlassen konnte. Seine Vaterstadt zu verlassen, bedeutete, seine Familie zu verlassen.

FAMILIENBILDER IN DER KUNST DER RENAISSANCE

W. H. Auden schrieb einmal, die alten Meister verstünden viel vom Leiden, und Renaissance-Gemälde bilden solches Leiden oft in Szenen von hohem Pathos ab. Vasaris Beschreibung von Kunstwerken verweist auf deren Beziehungen zum Leben. In der Passage über Ghirlandaios *Kindermord* schildert er, wie die Soldaten ohne Rücksicht auf die Mütter die ›schuldlosen Kinderlein‹ ermorden. Mit viel Mitgefühl beschreibt er ein Kind mit durchschnittener Kehle, das nicht mehr Muttermilch, sondern sein eigenes Blut trinkt, und er beschreibt die Mutter, die ihr ermordetes Kind von dem Soldaten zurückzufordern sucht, der es ermordet hat. Wenn Vasari Verrocchios Skulptur beschreibt, die Francesca Tornabuoni im Kindbett sterbend zeigt, beschreibt er nicht nur ein Grabmal. Er spricht von einer Familientragödie, von dem Verlust eines Ehemannes, der seine Frau sehr liebte – ›il marito ... molto l'amata l'aveva‹. Er spricht von Trauer, Schmerz und Leiden, die Teil des Familienlebens sind.

Nirgends wird das Empfinden von Familientrauer lebhafter geschildert als in Vasaris Beschreibung von Raffaels *Grablegung Christi*, jenem Bild, das er für Atalanta Baglione zum Gedenken an ihren ermordeten Sohn malte. In der Sprache Dantes sagt Vasari von dem Gemälde, es habe die Kraft, ›das härteste Gemüt zu Mitleid zu bewegen‹. Raffael habe den Schmerz gemalt, den ›die nächsten und treusten Angehörigen empfinden, die den Leichnam ihres geliebten Verwandten, auf dem in Wahrheit das Wohl und die Ehre einer ganzen Familie ruhte, zu Grabe tragen‹. Vasari meint damit nicht nur die Trauer der abgebildeten Heiligen beim Tode Christi. Er verweist darauf, daß deren tiefer Kummer ein Beispiel dafür ist, wie eine Familie auf einen Todesfall in der Familie reagiert, auf den Tod eines Sohnes. Vasari wußte, daß das Gemälde für Atalanta Baglione angefertigt worden war, er könnte also die näheren Umstände des Auftrags gekannt und daher auch gewußt haben, daß das Gemälde zum Gedenken an den ermordeten Sohn der Auftraggeberin entstanden war.

Nicht nur religiöse, auch klassische Sujets bekommen eine familiäre Bedeutung, wenn Vasari Kunstwerke beschreibt. Er spricht über Raffaels *Brand des Borgo vecchio* für Papst Leo X. und sagt, hier habe der Maler einen jungen Mann dargestellt, der einen Greis aus den Flammen trage, ›eine Gruppe wie die, welche Vergil schildert‹. Er bezieht sich natürlich auf die Stelle im Zweiten Buch der *Æneis*, wo Aeneas beim Fall Trojas seinen Vater aus der brennenden Stadt trägt.

Vasari sagt, dieses Epos sei ihm sehr vertraut, und wir können nicht umhin zu bemerken, wieviel ihm dieses von Vergil übernommene Motiv bedeutet. Unmittelbar bevor Aeneas Anchises auf seine Schultern hob, betete sein Vater zu den Göttern seiner Väter, sie mögen sein Haus erhalten und seine Enkelsöhne schützen. Dann sagt Aeneas zu seiner Frau, sie sollten getrennt fliehen und sich an einem Grabhügel wiedertreffen, der seit vielen Jahren durch die liebende Fürsorge seines Vaters erhalten wurde. Raffaels Figuren erinnern an Vergils Epos, dessen beherrschende Motive Familiensinn und Sohnesliebe sind. Für Vasari liegt in dem Bild des frommen Aeneas, der Anchises auf den Schultern trägt, die Essenz all dessen, was ihm in seinem eigenen Buch wichtig ist – die unverbrüchliche Treue zahlloser Söhne zu ihren Vätern und Vorvätern.

Die Liebe, die Aeneas für seinen Vater und seine Ahnen bewies, ist also exemplarisch. Wie von der ›pietà‹ der ›Familie‹ jener, die Christus in Raffaels *Grablegung* betrauern, die den Tod eines Sohnes symbolisiert, war Vasari sicher tief angerührt von der Anleihe bei Vergil, die er in Raffaels antikisiertem Fresko sieht. Dieses Detail bei Raffael kann als Symbol für Vasaris eigene Liebe zu seiner Familie gesehen werden. Diese Art von Liebe mag in ihren Ursprüngen klassisch sein, findet aber mit dem Christentum ihren Weg in Vasaris Kultur und in sein Erleben. Vasari bewies Pflichtgefühl, als er die Pfarrkirche von Arezzo restaurierte, wo die Gebeine seiner Väter ruhten. Indem er ihr Grabmal wiedererrichtete, bewies Vasari eine Sohnesliebe, die Aeneas Liebe entspricht, nur daß Vasaris Pietät jetzt eine ›pietà cristiana‹ war.

Die Ideale der Antike tauchen auch an anderen Stellen in Vasaris Familiengeschichten auf, beispielsweise in der über Andrea Sansovino und seine Familie. Andrea wurde, wie Vasari sagt, als Sohn von Domenico Contucci dal Monte Sansovino geboren, ein ›armer Landmann‹. Der junge Andrea wuchs als Schäfer auf, zeichnete aber, wie Giotto, den ganzen Tag in den Sand. Eines Tages sah Simone Vespucci, ›podestà‹ von Monte Sansovino, den Jungen zeichnen und Ton modellieren. Da er Andreas Talent erkannte, wollte er ihn fördern und bat Andreas Vater, seinen Sohn in der Kunst ausbilden zu lassen: Domenico ›gab gern seine Einwilligung‹. Für einen kurzen Moment scheint sich in Vasaris Fiktion Domenicos sozialer Status zu verändern, denn der bescheidene Landmann wird höfisch, Vasari benutzt an dieser Stelle das Wort ›graziosamente‹, anmutig. Holte Simone Vespucci Andrea wirklich von seinem Vater fort, wie Vasari behauptet, oder schmeichelt er hier der Familie Vespucci, bei der er wohnte, als er nach Florenz kam, indem er einen der Ihren als weisen Kunstkenner einführt?

Vasari schreibt weiter, Simone Vespucci habe Andrea zu Antonio Pollaiuolo in die Lehre gegeben – was ausgeschlossen ist, da dieser Florenz bereits lange zuvor verlassen hatte und nach Rom gegangen war. Andreas Arbeit und sein Werdegang werden mit besonderer Betonung ihrer antiken Sujets und Stilrichtungen beschrieben. Vasari erzählt, Sansovino habe nach antiken Vorlagen Portraitmedaillen von Nero und Galba angefertigt, bevor er das stark klassizistische Werk des Bildhauers im Vestibül der Sakristei von Santo Spirito beschreibt. Im Zusammenhang mit Andreas Bemalung des Tonnengewölbes sagt Vasari, er habe ›von einigen älteren Freunden Andreas‹ gehört, Andrea habe seine Vorgehensweise mit dem maßgeblichen Vorbild des Pantheons begründet. Der klassische Charakter von Sansovinos Kunst hängt, wie wir gleich sehen werden, auch damit zusammen, wie er, nach Vasaris Dafürhalten, sich und sein Leben in der Öffentlichkeit darstellte.

Andrea hatte Erfolg, schreibt Vasari, und baute sich schließlich in seiner ›patria‹ Monte Sansovino ein komfortables Haus. Nun konnte er jedes Jahr vier Monate Urlaub machen und genoß ›behagliche Ruhe‹. Er vertrieb sich die Zeit mit Landwirtschaft und mit seinen Verwandten und Freunden. In seiner Heimat hoch geehrt, handelte er umsichtig und redete gut. Er war ein Freund gelehrter Männer und seinem Wesen nach selbst ein Philosoph. Kurz gesagt, zeichnet Vasari Sansovino als gelehrten Patriarchen, der, ganz wie die berühmten antiken Vorbilder Plinius oder Cicero, in deren Nähe er Sansovino implizit rückt, in der Gesellschaft gleichgesinnter Freunde ein Leben des ›otium‹ oder Müßiggangs genoß, der seinen Garten ebenso kultivierte wie sich selbst. Das Ausmaß dieser Antikisierung der eigenen Person zeigt sich daran, daß Andrea einem seiner drei Söhne, Muzio Camillo, einen Namen ›all'antica‹ gab. Muzio wurde Gelehrter und Humanist, und als er starb, schreibt Vasari, war dies ›zu großem Schmerz seiner Familie und zur Betrübnis seiner Freunde‹.

Sansovinos Geschichte wiederholt das Motiv des Aufstiegs eines Künstlers von bescheidenen Anfängen zu Wohlstand und Ansehen. So war es der in seiner Kunst und Kultur zum Ausdruck gebrachte Klassizismus, der ihm zu diesem neuen Status verhalf, der seinen ›Stand‹ definierte. Er war ein Patrizier, der das ›otium‹ des Landlebens genoß, ganz wie die Großen der Antike in ihren Landhäusern, und er zeugte einen Sohn, der diese Kultur widerspiegelte.

DIE GROSSFAMILIE POLLAIUOLO

Das Beispiel der frei erfundenen Geschichte von Simone Vespucci, der Andrea Sansovino einen Platz verschafft in der Werkstatt des gerade außerhalb von Florenz weilenden Pollaiuolo, verdeutlicht, wie phantasievoll Vasari die Entwicklung eines Künstlers zu der eines älteren Meisters in Beziehung zu setzen versteht. Vasari hat das natürlich schon mehrfach zuvor getan, so, als er Pollaiuolo zu Beginn als Lehrling bei dem historisch obskuren Bartoluccio Ghiberti am Baptisterium arbeiten läßt. Wenn wir die Viten rückblickend bedenken, wird deutlich, daß Vasari diese erfundenen ›Leben‹ zu einem nahtlosen Ganzen zusammenfügt; Bartollucio zeugte Pollaiuolo, und Pollaiuolo zeugte Sansovino. Später weiß Vasari zu berichten, daß Andrea Sansovino der Lehrer von Jacopo Tatti gewesen sei, der Sansovinos Namen annahm.

Auch Jacopo Sansovino wurde, vor allem in Venedig, zu einem Patriarchen der Kunst und nahm somit selbst einen Platz in dieser erdichteten Genealogie der Kunst ein. Für Vasari bedeutete dies offenbar, daß Jacopo Sansovinos großartige Bronzetüren von San Marco über die vielfach beschworene Familie der Kunst indirekt auf dem Werk des fast mythischen Bartoluccio am Baptisterium basierten.

Pollaiuolo spielt eine Schlüsselrolle beim Auftauchen des sympathischen Cronaca, so jedenfalls will es Vasari. Cronaca, als Simone del Pollaiolo zur Welt gekommen, arbeitete am Palazzo Strozzi und später am großartigen ›salone‹ des Palazzo Vecchio, dem großen Ratssaal, den Vasari selbst zu Ende führte. Cronaca ist als Anhänger Savonarolas in Erinnerung, der Auftraggeber eben jenes großartigen Saales war, an dem Cronaca arbeitete. Er kam zu seinem Namen, schreibt Vasari, weil er ein guter Redner, ein guter ›Chronist‹ all jener Wunder gewesen sei, die er gesehen hatte, als er nach Rom ging.

Und was verschlug Cronaca nach Rom? Vasari gibt vor, Cronaca (also Simone di Tommaso del Pollaiolo) sei mit Antonio Pollaiuolo verwandt gewesen, der damals an den Grabmälern des Petersdoms arbeitete, und Cronaca, der ›um einiger Ursachen willen‹ aus Florenz floh, sei nach Rom gereist und habe seinen ›Anverwandten‹ besucht. Während dieser Reise sah Simone Altertümer, die ihm außerordentlich gut gefielen und die er vermaß. Auf diese Weise kehrte er als ›Chronist‹ der Wunder Roms in seine Vaterstadt zurück. Diese Geschichte ermöglicht es Vasari so zu tun, als habe Simone eine klassische Künstlerausbildung erhalten. Er nutzt die Tatsache, daß Simone *Pollaiolo* heißt, um ihn zu einem Verwandten seines berühmten Namensvetters Pollaiuolo zu machen, obwohl die beiden in Wahrheit keineswegs verwandt waren. Vasaris erschlichene Erweiterung von Antonio Pollaiuolos Familie zu einem größeren Clan, der Simone einschließt, paßt zu dem, was er über tatsächliche Großfamilien der Kunst weiß – wie die Ghirlandaios beispielsweise.

Biographie ist für Vasari untrennbar von Familiengeschichte, daher erwähnt er auch einen Bruder Cronacas, den früh verstorbenen Matteo, ein begabter Bildhauer, der bei Rossellino in die Lehre ging. Wenn Vasari Matteo erwähnt, entbehrt das nicht des Pathos, denn dieser wurde nicht älter als neunzehn und hat niemals ein

Werk vollendet. Unmittelbar bevor Vasari auf Matteo zu sprechen kommt, zitiert er eine Grabinschrift von Giovanbattista Strozzi für Cronaca: ›Ich lebe tausend und tausend und nochmals tausend Jahre, wegen meiner lebenden Paläste und Kirchen. Schönes Rom wird, dank meiner, in Florenzens Seele leben.‹ Vasaris Anspielung auf Matteos frühen Tod, nachdem er gerade Cronacas Unsterblichkeit gefeiert hat, ist ostentativ und im Ton ausgesprochen elegisch. Sie erinnert an all die anderen Künstler, von denen Vasari berichtet, die in jungen Jahren starben, bevor sie ihre Talente realisieren konnten.

DAS UNGLÜCK DER FAMILIE PERUZZI

Vasaris *Leben* oszillieren, wie jedes Leben, zwischen Glück und Unglück – einerseits der Ruhm Cronacas, dessen Werke Jahrtausende überstehen werden, andererseits der traurige, frühe Tod seines Bruders Matteo. Die Biographie von Baldassare Peruzzi verbindet beide Pole, denn er erlangte zwar einen Ruhm, den Vasari mit dem Homers vergleicht, doch er und seine Familie erlebten auch viel Unglück. Das Leben seines Vaters Antonio, ›ein edler Bürger‹ aus Florenz, ist gewissermaßen das Präludium der Prüfungen, die Peruzzi in seinem eigenen Leben erwarten. Durch Unruhen in seinem heimatlichen Florenz bedrängt, floh Antonio nach Volterra, doch da die Stadt geplündert wurde, mußte er nach Siena weiterfliehen, wo er in Armut lebte, da er nahezu seinen gesamten Besitz verloren hatte. Nicht lange nach Antonios Tod begann Baldessare zu malen und verdiente genug, um sich, seine Mutter und seine Schwester zu ernähren.

Die Lage verschlechterte sich, denn obwohl Baldassare sich als Architekt und Maler in Rom auszeichnen konnte, wurde er bei dem verheerenden Sacco di Roma vom Unglück des Krieges heimgesucht. Mittellos und mißhandelt verkleidete er sich als Prälat, wurde aber von einem der ›boshaften Barbaren‹ entlarvt. Schließlich entkam er per Schiff nach Porto Ercole und reiste nach Siena. Auf dem Wege dorthin wurde er ausgeplündert und erreichte seine Vaterstadt im Hemd. Von seinen Freunden freudig empfangen und eingekleidet, arbeitete er für die Gemeinde an den Befestigungsanlagen der Stadt. Baldassare lebte, wie Vasari hinzufügt, weiterhin in seiner Heimatstadt und hatte zwei Kinder. Aber er wurde niemals wohlhabend, so Vasari, weil seine Auftraggeber – Päpste, Kardinäle und andere – kleinlich waren, wo sie freigebig hätten sein sollen. Baldassare verbrachte die letzten Jahre seines Lebens in Armut, dichtet Vasari, von der Sorge um seine Familie bedrückt. Vasari erzählt uns von Peruzzis vielen großen Werken, die ihm Ruhm einbrachten, kontrastiert jedoch Peruzzis Leistungen mit dem Unglück durch finanzielle Not und Krieg, vor allem durch die Plünderung Roms.

Aber führte Antonio wirklich ein Leben in Krieg und Armut, das dem seines Sohnes glich, oder hat Vasari das erfunden, um der Geschichte von Baldassares eigenem Pech und finanzieller Not mehr Gewicht zu geben? Waren Peruzzis Geldprobleme wirklich so dramatisch, wie Vasari es darstellt? Es fällt auf, wie ausführlich Vasari sich über das Unglück all jener Künstler ausläßt, die in die Schrecken der Plünderung Roms hineingeraten waren, womit er ohne Zweifel etwas herausstellen möchte, was tatsächlich überaus furchtbar war. Wie wir bei diesen Viten noch sehen werden, rückt Vasari die Plünderung in den Mittelpunkt jener Lebensgeschichten, die von Pech verfolgt waren. Peruzzis Leben endet, jedenfalls in Vasaris Einbildung, höchst pathetisch. Als Peruzzi krank wurde, erkannte Papst Paul III., daß er einen bedeutenden Mann verlor und sandte ihm einhundert ›scudi‹ als Geschenk. Sie kamen zu spät und Peruzzi starb ›sehr betrübt, mehr wegen seiner Familie von der er wußte, daß er sie in traurigen Umständen zurückließ, als um seiner selbst willen‹. So endet die traurige Geschichte eines Künstlers, der, laut Vasari, von seinen Kindern und Freunden sehr beweint wurde. So endet die Geschichte eines begabten Künstlers, der vom Unglück verfolgt war. Peruzzis Geschichte, so wie Vasari sie erzählt, ist auch die Geschichte des Leids einer Familie – vom Leiden seines Vaters bis zu Kummer und Armut seiner Kinder.

DER SACCO DI ROMA UND SCHWERE FAMILIEN-SCHICKSALE

Alle Künstler, die während der Plünderung in Rom waren – nicht nur Peruzzi, auch Rosso, Parmigianino und Polidoro – litten dort nicht nur, sie fanden schließlich auch ein grausames oder unseliges Ende. Rosso, ein Mann mit guten Manieren, wohlgestaltet, redegewandt und anmutig, wurde während der Plünderung verhaftet und gefoltert. Vasari gibt uns ein lebhaftes Bild des ›armen Rosso‹, der seiner Kleidung beraubt, eingekerkert und in Ketten gelegt wurde. Der Künstler konnte entkommen, blieb aber weiterhin vom Pech verfolgt. Nach einem Handgemenge mit einem Priester mußte er aus der Toskana fliehen und wurde in Frankreich ein bekannter Künstler. Doch dann beschuldigte er einen Kollegen fälschlicherweise des Diebstahls, der ihn deswegen anzeigte. Unfähig, sich zu entlasten, seine Ehre befleckt, nahm Rosso sich das Leben – sagt Vasari.

Auch Parmigianinos ›virtù‹ reichte nicht aus, um die Abwärtsbewegung seines Schicksalsrades aufhalten zu können. Wie Peruzzi, verlor auch er in jungen Jahren den Vater. Von einem Onkel, ebenfalls Maler, erzogen, wuchs Parmigianino zu einem gesitteten und frommen jungen Mann heran, zu einem ›uomo christiano e civile‹. Wie der junge Rosso, war auch er freundlich und anmutig, ›gentile e grazioso‹. Wie Rosso, war auch er ein unglückliches Opfer der Plünderung, er wurde von Soldaten gefangengenommen, die ihn zwangen, von dem wenigen, das er besaß, Lösegeld zu zahlen. Als sein Onkel davon erfuhr, war er tief betrübt und kam nach Rom, um ihn nach Parma zurückzuholen. In Rossos Geschichte wird die Familie nicht erwähnt, doch in Parmigianinos Biographie ist Familienloyalität ein zentrales Thema. Nach der Plünderung war Parmigianino, auch hier wieder wie Rosso, vom Pech verfolgt. Sein Mitarbeiter Antonio da Trento stahl ihm all seine Kupferstiche, Holzschnitte und Zeichnungen, und obwohl er die Kupferstiche zurückerhielt, sah er die Zeichnungen nie wieder. Parmigianino wurde von einem Künstlerkollegen betrogen, der, Vasaris Ideal von ›fratellanza‹ folgend, brüderliche Liebe hätte zeigen sollen.

Parmigianinos letzte Lebensjahre verliefen äußerst düster. Vasari wiederholt die Behauptung, er habe sich der Alchimie zugewandt und deswegen seine Kunst vernachlässigt. (Diese Mär, ganz in Einklang mit dem Werk des Künstlers, entstand vermutlich zum einen, weil er für seine Arbeiten in Santa Maria della Steccata Gold benutzte, zum anderen wegen jenes goldenen Schimmers, der für seine Tafeln so charakteristisch war.) Vasari verweilt lange bei Parmigianinos Niedergang und zeichnet das Bild eines ehemals ›liebenswürdigen‹ und ›feinen‹ Künstlers, der zum ›Wilden‹ wurde.

Zu Vasaris Galerie der Künstler, deren Leben unter einem schlechten Stern stand und die während der Plünderung litten, gehört auch Polidoro. Er wirkte während des von Papst Leo X. wiederbelebten ›Goldenen Zeitalters‹, arbeitete zusammen mit seinem Kollegen Maturino und erschuf Werke ›all'antica‹. Ihre zahlreichen Fassaden, die sich vor Friesen, Trophäen, Triumphen und klassischen Mythen geradezu biegen, schienen das Rom in seiner früheren Pracht zu neuem Leben zu erwecken. Polidoro und Maturino beschlossen, wie Brüder, daß sie zusammen leben und zusammen sterben wollten. Sie waren die Begründer eines neuen Roms, die moderne Entsprechung von Romulus und Remus. Dann kam die Plünderung, und wie ›viele tausend Freunde und Verwandte‹, wurden auch Polidoro und Maturino voneinander getrennt. Die Trennung dieser ›fratelli‹ der Kunst steht für das allgemeine Chaos in der ›Familie der Kunst‹. Als Brüder gehörten Polidoro und Maturino zu jenen Familien, die, wie die Peruzzis und Parmigianinos, von der Katastrophe der Plünderung tief betroffen waren.

Polidoro floh aus Rom in Richtung Neapel, von dort ging er nach Palermo. Er hatte zwar ursprünglich nach Rom zurückkehren wollen, sagt Vasari, blieb aber in Sizilien, weil er sich in eine namenlose ›donna‹ verliebt hatte. Dort ließ ein Gehilfe, der Polidoros Geld mehr liebte als ihn selbst, ihn im Schlaf erdrosseln und erstechen. Der Gehilfe ging dann zum Hause eines Grafen, der ein Freund Polidoros war, und erzählte ihm, als sei er völlig unschuldig, von dem ruchlosen Verbrechen. Diese Geschichte, eine Variation von Castigliones Mord an Veneziano und seinem gespielten falschen Mitgefühl, erinnert auch daran, wie Parmigianino von seinem Gefährten Antonio da Trento betrogen wurde. Schließlich aber fällt der Gehilfe selbst dem Schicksal zum Opfer. Der Graf läßt ihn gefangennehmen, er gesteht und wird hingerichtet – von glühenden Zangen zerrissen und schließlich gevierteilt.

Auffallend an den Viten der Plünderungs-Opfer Peruzzi, Rosso, Parmigianino und Polidoro ist die ähnliche Struktur von Gewalt und Verrat. Was immer die Wahrheit über diese Künstler sein mag, Vasari fiktionalisiert ihre Biographien, um ihr gemeinsames Unglück zu betonen, ein Unglück, das bei jedem Folge des Sacco di Roma war. Die Legende von Polidoros Mord durch seinen Gehilfen erfindet Vasari als Kontrast zur brüderlichen Liebe, die zwischen Polidoro und Maturino bestanden hatte, doch war das vor der Plünderung. Die Beziehung der Gehilfen zu ihren Meistern sollte die eines liebenden Sohnes zu seinem Vater sein, folglich ist der Mord an Polidoro eine Art Vatermord. Dieser erschütternde Mordbericht ist die poetische Ausschmückung der Geschichte zweier Freunde, die durch die Plünderung und die damit verbundene Auflösung der Gesellschaft voneinander getrennt wurden. Wenn Vasari als Mordmotiv Habgier nennt, will er auch daran erinnern, daß Polidoro und Maturino ihr Geld teilten. Die ›commune concordia‹ dieser beiden Künstler verkörpert die ideale Gemeinschaft der Künstler während des ›Goldenen Zeitalters‹ vor der Plünderung, die, wie Vasari sagt, durch ›invidia‹ ausgelöst wurde. Wir erinnern uns an die Vorläufer dieser idealen Gemeinschaft: an die Gemeinschaft der Florentiner Künstler Masaccio, Brunelleschi und Donatello sowie an die brüderliche Liebe, die in noch früherer Zeit die Künstler Cimabue, Tafi und Gaddi miteinander verbunden hatte. Vasari kontrastiert die Katastrophen seiner Zeit immer wieder mit solcher Liebe und ›concordia‹ vergangener Epochen. Er veranschaulicht diese ›Eintracht‹ im Fresko des ›Glaubens‹ aus dem vierzehnten Jahrhundert, das Simone Martini zugeschrieben wird, und vor seinem geistigen Auge sieht er sie in seiner eigenen Accademia del Disegno wiederauferstehen.

Nach der Plünderung, sagt Vasari an anderer Stelle, lag das geistige Leben Roms eine Zeitlang brach, da es aufgrund der immensen Zerstörung und der sozialen Zerrissenheit für Künstler zunächst wenig zu tun gab. Vasaris Biographien basieren auf Fakten, die jedoch stets rhetorisch ausgeschmückt werden. Jede einzelne Biographie ist Teil des Versuchs, den Niedergang der Kunst zu erklären. Diese Biographien sind immer auch Familiengeschichten – reale und erfundene, reale und metaphorische. Sie erinnern an Vasaris Version vom Aufstieg und Fall der Familie Gaddi, die zugleich der Versuch war, den generellen Aufstieg und Niedergang der Kunst des Trecento zu erläutern. Vasaris fiktionalisierte Biographien, die immer noch allzu häufig wörtlich genommen werden, sind so überzeugend und mitreißend, daß sie nicht unwesentlich das Bild der Kunst des 16. Jahrhunderts in der Kunstwissenschaft prägten, wobei jedoch übersehen wurde, welch ein hohes Maß an Rhetorik und reiner Dichtung Vasaris Geschichten auszeichnet.

SARTOS HERZLOSES EHEWEIB

In Vasaris schillernder Geschichtsschreibung nimmt die Belagerung von Florenz als Katastrophe von ungeheurem Ausmaß den gleichen Stellenwert ein wie der Sacco di Roma. Die Folgen der Belagerung sind in den Viten ein ständig wiederkehrendes Motiv. Mit großem Pathos werden alle Werke aufgezählt, die bei diesem barbarischen Angriff beschädigt oder zerstört wurden. Eine besonders wichtige, ja verhängnisvolle Rolle spielt die Belagerung in der Vita des Andrea del Sarto, der Geschichte eines Künstlers und seiner grausamen Ehefrau.

Sartos Ehefrau wurde dank Vasari zu einer legendären Gestalt. Sie gehört mit Shakespeares Kate zu den großen Widerspenstigen der Geschichte, wurde aber, anders als Kate, niemals gezähmt. Hin und wieder versucht ein Historiker, Vasaris verzerrtes Bild von ihr zu korrigieren, doch wer dies tut, hat Vasaris Intention nicht verstanden. Ähnlich wie Castagno gehört auch Lucretia zu den fiktionalisierten Charakteren in Vasaris Geschichtsroman. Sie verrät viel über Vasaris Einstellung zu Frauen. Immer wieder kommt er auf die Spannungen zu sprechen, die zwischen den beruflichen Ambitionen des Künstlers und seinen familiären Verpflichtungen entstehen müssen. Nicht zufällig legt er Sartos Gefährten Franciabigio die Worte in den Mund: ›Wer ein Weib hat, hat Kummer und Pein‹, denn dies ist die nur geringfügig überzogene Moral von Lucretias Geschichte.

Lucretia, ausgesprochen herrschsüchtig, ›imperiosissima‹, ist eine despotische Gestalt. Sie bedrängt Sarto, sein Versprechen gegenüber dem König von Frankreich zu brechen und nicht nach Frankreich zurückzukehren, wo es dem Künstler glänzend ergangen war. Der Wortbruch bedeutet für Sarto den Verlust seiner Ehre. Er verjubelt das Geld, das er während seiner Zeit in Frankreich verdient hat. Vasaris Art der Darstellung erlaubt die Vermutung, daß Sartos Frau zu dessen Verschwendungssucht beigetragen hat – eine Vermutung, die Robert Browning in seinem Gedicht aufgreift, das Vasaris Portrait der erfundenen Lucretia zu neuem Leben erweckt. Sarto ›sank von der höchsten Stufe der Leiter hinab zur tiefsten‹ und vertrieb sich die Zeit so gut er konnte. Vasaris Bild von der Psyche des Künstlers hängt mit seiner Meinung über dessen Kunst zusammen, denn er verknüpft Sartos Ängstlichkeit im Umgang mit seiner Frau mit der mangelnden ›Feurigkeit‹ und ›Glut‹ seiner Malerei.

Sartos Biographie ist letztlich auch mit jenen Künstlerleben verbunden, die durch die Plünderung Roms geprägt wurden, da die Belagerung von Florenz in seinem Leben ähnlich tiefe Spuren hinterließ. Soldaten, die während des grausamen Angriffs auf die Stadt in Florenz stationiert waren, schleppten eine infektiöse Krankheit ein, die Sarto sich, schreibt Vasari, zuzog. Da er ein zügelloses Leben führte, starb er an dieser Krankheit. Es heißt, fügt Vasari hinzu, Sarto sei gestorben ohne daß jemand von seinem Ableben gewußt habe, denn seine Frau hielt sich aus Angst vor der Pest von ihm fern. Damit sagt er natürlich unter der Hand, daß Sarto nicht nur starb, weil er selbst nicht gut auf sich aufpaßte, sondern auch, weil seine Frau nicht tat, was sie als Ehefrau hätte tun sollen – sich um ihren Mann kümmern. Was bleibt, ist das Bild einer Ehefrau, die Vasari all den guten Menschen gegenüberstellt, die ihre Familie lieben und ehren – es ist das Bild eines herzlosen Eheweibs.

EDLE GATTINNEN

Das genaue Gegenteil von Sartos Weib ist Margherita Acciaiuoli, der wir bei Sartos Schüler Pontormo begegnen. Vasari beschreibt Sartos Tod bei der Belagerung und erwähnt dabei auch die Verhaftung eines Giovanbattista della Palla. Dieser della Palla taucht in Vasaris Berichten über diese Jahre häufig auf, vor allem aber in Pontormos Vita. Sarto hatte für Pierfrancesco Borgherinis Bett Gemälde der Josephsgeschichte angefertigt und Pontormo hatte bei diesem Auftrag mitgewirkt. In dessen Biographie beschreibt Vasari, wie Margherita diese Bilder gegen della Palla verteidigt, der ihre Gemälde an den König von Frankreich verkaufen und damit das Bett zerstören möchte.

Die Gemälde, die Margherita verteidigt, zeigen die Geschichte von Joseph und seinen Brüdern, jenen Stämmen, die das Volk Israel bilden. Die Auftraggeber des Künstlers, selbst Patrizier, werden mit den biblischen Patriarchen gleichgesetzt. Die Gemälde gehören zum Patrimonium der Familie und der ›patria‹. Sie sind auf ein Bett und in dessen Nähe gemalt, verweisen also auf den Fortbestand von Familie und Staat.

In einer bewegenden, eindrucksvollen und heroischen Rede verteidigt die edle Margherita das Bett sowie die Ehre ihres Schwiegervaters und ihres Ehemanns gegen den habgierigen Schurken, dessen Wunsch nach Verkauf selbst Folge der Belagerung von Florenz ist. Sie ist eine moderne Penelope und Lucretia, wenn sie sagt, sie gebe bereitwillig ihr eigenes Blut hin, um das Bett ihrer Väter und ihres Gatten zu schützen. Diese edle Rede (in *Warum lächelt Mona Lisa?* vollständig zitiert und analysiert) zeigt mustergültig, wie tapfer eine Florentiner Ehefrau und Tochter die Ehre von Familie und Staat verteidigt. Die heroische Würde, mit der sich Margherita für ihr Bett (und seine Bemalung) einsetzt, steht in krassem Gegensatz zur Darstellung der herrischen, egoistischen, herzlosen und habgierigen Ehefrau Sartos, der selbst wesentlich zu dem Bett beigetragen hatte.

Vasari betrachtet Ehefrauen, ihre Tücken und den Druck, den sie auf Künstler ausüben, generell mit Mißtrauen, präsentiert aber doch wenigstens eine weitere wahrhaft edle Gattin: Die ausgesprochen obskure, möglicherweise erfundene Ehefrau von Cola dell'Amatrice. Vasari berichtet, der Maler habe mit seiner guten

Frau aus ›geehrter Familie‹ und von einzigartiger Tugend ein glückliches Leben geführt, bis die beiden bei der Belagerung von Soldaten verfolgt wurden. Da die Gattin keine andere Möglichkeit sah, ihre ›Ehre‹ und das Leben ihres Mannes zu retten, sprang sie von einem hohen Felsen in den Tod. Daraufhin gaben die Soldaten die Verfolgung Colas auf, so daß sein Leben dank des Opfers seiner Frau gerettet wurde. Doch der Maler konnte nach ihrem Tode nicht mehr glücklich werden. Wie Vasari schreibt, verdiene diese namenlose Frau ewiges Lob, sie sei ›degna d'eterna lode‹. In der Art antiker Geschichtsschreibung (und diese Geschichte ist mit Sicherheit erfunden) opfert sie ihr Leben für das ihres malenden Ehemannes. Ihre Selbstlosigkeit und ihr Heldentum, denen Margheritas vergleichbar, erinnern an die so völlig andere, egoistische und herzlose Lucretia, die ihren Mann allein sterben ließ.

VERONA: STAMMBÄUME UND KÜMMERNISSE

Eines der interessantesten, allerdings auch mühsamsten Kapitel der *Leben* ist ›Fra Giovondo, Liberale und andere Veroneser‹, denn hier faßt Vasari nahezu zwei Dutzend Biographien in einer ›vita‹ zusammen. Er versucht, die Biographien fast aller führenden Künstler dieser Stadt zu vereinen, indem er einen Abriß der Geschichte ihrer Kunst schreibt. Sein Spektrum reicht von Stefano da Verona (dessen Leben er zuvor schon beschrieben hatte) bis zu Paolo Cavazzuola, von Fra Giocondo bis zu Falconetto.

Diese ›vita‹ gehört zu jenen Biographien in den *Leben*, bei denen es sich im wesentlichen um eine Aufzählung oder einen Werkkatalog handelt – nicht nur von Künstlern und deren Werken, sondern auch von Schriftstellern oder Literaten, die direkt oder indirekt mit ihnen zu tun haben. Zu den von Vasari erwähnten bekannten Literaten gehören Poliziano, Scaliger, Sannazaro, Fracastoro und Budé. Eine Bibliothek der Werke dieser und anderer Schriftsteller, die in Zusammenhang mit den Veroneser Künstlern genannt werden (auch Calderino und Paolo Emilio), würde dem Leser eine fundierte Kenntnis des Humanismus zur Zeit der Renaissance vermitteln. Vasari geht es hier, wie an anderen Stellen, um die enge Verbindung zwischen Künstlern und Literaten.

Er beginnt mit der Beobachtung, die Lage Veronas ähnele der von Florenz. Er spielt, wie stets, mit Worten, mit der floralen Bedeutung des Wortes *Florenz*, wenn er anfügt, in Verona wie in Florenz hätten viele ›herrlich seltne Geister geblüht‹ (›son fioriti‹). Seine komprimierte Geschichte der Veroneser Kunst gleicht der von Florenz – es ist die Geschichte von Künstlerfamilien, in einigen Fällen auch die ihrer Leiden. Betrachten wir zunächst kurz die familiären Beziehungen, dann ihre gelegentlichen Kümmernisse.

Vasari spricht immer wieder von Stefano da Verona, dem ›pater patriæ‹ der Veroneser Malerei. In der Lebensgeschichte des Falconetto heißt es, Stefano habe einen Bruder namens Giovanni Antonio gehabt, auch er Maler, der wiederum einen Sohn hatte, den Maler Jacopo, dessen Söhne, Antonio und Giovanmaria (Falconetto) ebenfalls Künstler gewesen seien. Giovanmaria hatte seinerseits zwei Söhne, die Künstler waren, Ottaviano und Provolo. Wir erfahren auch, daß Liberale da Verona Giovanfrancesco Caroto unterrichtete, und daß dessen Bruder Giovanni in seiner Malerei Giovanfrancescos Stil folgte. Liberales anderer Schützling Francesco Torbido (auf den ich gleich noch zu sprechen komme) hatte einen Sohn, den Maler Battista del Moro. Eine der bedeutendsten Veroneser Künstlerfamilien sind die Monsignori. Francesco, von seinem Vater, der gelegentlich selbst malte, in seinen künstlerischen Neigungen bestätigt, hatte drei Brüder, von denen zwei Maler waren: Fra Cherubino, ein Miniaturmaler, und Fra Girolamo, ein ›recht guter‹ Künstler. Eine weitere Künstlerfamilie dieser Art waren die Morone. Domenico, der sein Handwerk angeblich von Schülern Stefanos gelernt hatte, bildete seinen Sohn namens Francesco zum Maler aus. Francesco war wie ein ›Bruder‹ für Girolamo dai Libri, den Miniaturmaler, der bei seinem eigenen Vater, Francesco Vecchio dai Libri, in die Lehre ging.

Wenn Vasari über diese Künstler spricht, flicht er meist ein, daß sie ›glücklich‹ oder ›frei von Sorgen‹ lebten, aber es gibt Ausnahmen. So erfahren wir, Francesco dai Libri sei von der Kunst ›fortgelenkt‹ (›sviato‹), worden, da ein Bruder seiner Mutter, ein reicher kinderloser Mann, ihn nach Vicenza holte, damit er dort dessen Glasbrennerei betreibe. Unglücklicherweise verbrachte Francesco seine besten Jahre mit diesem Gewerbe und vertat damit die Chance, ein erfolgreicher Künstler zu werden. Als die Ehefrau seines Onkels starb, heiratete dieser nochmals und bekam eigene

Kinder, so daß Francesco nicht einmal, wie er erwartet hatte, das Vermögen seines Onkels erbte.

Noch bitterer klingt die Geschichte von Liberale da Verona. Als er vierundachtzig Jahre oder älter war (könnte es sein, daß Vasari wieder übertreibt?) gab er sich der Obhut seiner Verwandten anheim, vor allem seiner verheirateten Tochter, die ihn ›sehr schlecht‹ behandelte. Trotz der Tragödie töchterlicher Undankbarkeit nimmt die Geschichte ein vergleichsweise glückliches Ende. Liberale nahm die Angelegenheit selbst in die Hand und zog zu seinem Zögling Torbido, der ihm treu ergeben war. Ihm hinterließ er sein Haus und seine Gärten, da er seinen Besitz lieber jemandem geben wollte, der tugendhaft war, als denen, die ihre nächsten Verwandten schlecht behandelten. Immer moralisierend, entwirft Vasari hier eine weitere Variante der Legende von Donatello, der seinen Besitz lieber einem rechtschaffenen Mann vermachte als seiner habgierigen, nichtsnutzigen Verwandtschaft. Diese Familiengeschichten mögen fiktiv sein, doch sie sind immer von der Wirklichkeit familiären Lebens inspiriert. Sie sind erfunden, aber lebensnah.

PERINO DEL VAGA: WAISE UND VATER

Vasaris Geschichte der Veroneser Kunst als einer Folge eng miteinander verbundener Familien spiegelt die italienische Kunstgeschichte durchaus zutreffend wider – die Kunst blieb, wie andere Handwerks- und Handelszweige auch, in der Familie. Väter unterrichteten ihre Söhne, ältere Brüder leiteten die jüngeren an. Der Architekt Baccio d'Agnolo, dessen Vita auf das Kapitel über die Veroneser Künstler folgt, bildete seine Söhne Giuliano und Domenico aus. Giuliano war sehr erfolgreich, doch das Leben seines jüngeren Bruders war kurz. Mit hohem Pathos verkündet Vasari, wenn Domenico nicht so jung gestorben wäre, hätte er sowohl Vater als auch Bruder überflügelt.

Das Leben des Perino del Vaga ist die Geschichte von außerordentlichem Pech und großem Erfolg zugleich. Es gehört zu den Viten, in denen die Abwesenheit des Vaters auffällt und ähnelt sowohl dem Leben des verwaisten Lippi als auch dem des vaterlosen

Piero della Francesca. So, wie Piero schließlich von einem metaphorischen Vater gerächt wurde, erfuhr Perino, wie wir sehen werden, von einer doppelten Metapher Beistand und Schutz, vom Vater ebenso wie von der Mutter.

Perino war der Sohn eines ›armen Vaters‹ und wurde als Kind ›verlassen‹, doch die ›Tugend‹ seiner Kunst leitete und erzog ihn, wie Vasari schreibt. Perinos Geschichte ist eine dramatische Geschichte vom Aufstieg aus bescheidenen Verhältnissen oder ›bassezza‹ zur ›höchsten Stufe des Ruhms‹, denn seine Werke machten ihn berühmt. Perino wurde als Sohn des Soldaten Giovanni Buonaccorsi geboren, und Vasari läßt sich einfallen, er habe zu Zeiten König Karls VIII. gekämpft. Seine Mutter starb an der Pest, als er gerade zwei Monate alt war, danach lebte er unter elenden Umständen auf einem Bauernhof, wo er, wie Vasari mythologisierend hinzufügt, von einer Ziege gesäugt wurde, bis sein Vater ihn holte. Als dieser wieder heiratete, eine Frau, deren Mann und Kinder ebenfalls an der Pest gestorben waren, brachte er den Jungen zu Verwandten, da er weder die Mittel noch den Willen hatte, sich um sein Kind zu kümmern. Man gab den Jungen zu einem Apotheker in die Lehre, in der Hoffnung, daß er diesen Beruf ergreifen werde. Aber das gefiel ihm nicht, und so wurde er Ladenjunge bei dem Maler Andrea de' Ceri, womit seine künstlerische Laufbahn begann.

Perino wurde später in Rom und an anderen Orten sehr berühmt, doch er geriet leider ständig in Schwierigkeiten. Er nahm die Schwester des Malers Penni zur Frau und gehörte mit seiner Familie zu den ›infortunati‹ beim Sacco di Roma. Er irrte mit seiner Frau, die ihren Säugling auf dem Arm trug, von einem Ort zum anderen. In seinem Bemühen, seine Familie vor der Feuersbrunst zu retten, ähnelt Perino einem Trojaner bei der Belagerung Trojas – eine Konnotation, die vielleicht nicht zufällig ist, da sich sein späterer Ruhm nicht zuletzt auf Szenen aus der *Æneis* gründete, die er für Andrea Doria gemalt hatte. Schließlich wurde Perino gefangengenommen (was ihn in gewisser Weise mit Rosso, Peruzzi, Parmigianino und Polidoro verbindet, die bei der Plünderung Roms ähnliches erlebten) und mußte für seine Freilassung ein Lösegeld bezahlen – so jedenfalls behauptet es Vasari. Nachdem er seine Angelegenheiten geordnet hatte, ließ er seine Frau bei seinen Verwandten in Rom zurück und reiste nach Genua, wo er sich in Andrea Dorias Diensten auszeichnete.

Perino war, wie Vasari schreibt, ›einer der vielseitigsten‹ Maler seiner Zeit. Man könne ihn sogar, fährt Vasari fort, als ›Vater (»il padre«) der Künste bezeichnen, und seine Vorzüge leben in denen fort, welche ihm in allen ehrenvollen Zweigen der Kunst nachstreben‹. Wenn er Perino als Vater der Kunst bezeichnet, erinnert er an seine bescheidene Herkunft als ein Waisenkind, das vom eigenen Vater verlassen worden war. Vasari schreibt, seine ›virtù‹ habe in den schönen Künsten gelegen, und wir erinnern uns, daß er zu Beginn der Biographie erwähnte, Perino sei, nachdem seine Eltern ihn verlassen hatten, allein von der ›virtù‹ seiner Kunst erzogen und geleitet worden, die er stets als seine ›rechtmäßige Mutter‹ – ›legittima madre‹ – ansah und ehrte.

Das Pathos und der Glanz von Perinos Leben gehören auch in den größeren Rahmen der Geschichte des Raffael-Clans, da Perino, wie gesagt, die Schwester seines Freundes Giovanfrancesco Penni heiratete, der in Raffaels Werkstatt arbeitete. Durch seine Verwandtschaft, seine ›parentado‹, mit Penni fand auch Perino in Raffael einen Vater. Dieser hielt ihn ›wert wie einen Sohn‹, und der zuvor verlassene Perino diente seinem neuen Vater in der Kunst mit ›größtem Gehorsam‹ – also als guter Sohn. Obwohl es das Schicksal zunächst nicht gut mit ihm gemeint hatte, stieg Perino auf und wurde, wie der patriarchalische Raffael, einer der großen Väter der Kunst. Das verdankte er seiner ›rechtmäßigen Mutter‹: der Tugend und dem Können. In Perinos Lebensgeschichte, die im Grunde eine Legende ist, dominieren die Metaphern der Väterlichkeit und Mütterlichkeit.

DOMENICO DA PRATO ALS REUIGER SOHN

Wenn wir uns tief in Vasaris Buch versenken und Wege beschreiten, die von der gradlinigen Geschichte der Kunst fortführen, finden wir anrührende Familiengeschichten wie die von Niccolò Soggi, der alle liebevoll behandelte. Vasari muß es wissen, erzählt er uns doch, er selbst habe von Niccolò große Freundlichkeit erfahren, als jener Mäzene dazu bewegt habe, einen Auftrag an den jungen Vasari zu vergeben, der ihn dringender brauchte als Niccolò selbst. Bei Niccolò wohnte Domenico Zampalocchi da Prato, den er mit großer Zuneigung ausbildete. Als er alt wurde, hoffte Niccolò, daß dieser Domenico ihm nun vergelten würde, was er ihm mit so viel Liebe und Mühe geschenkt hatte. Doch die Geschichte nahm einen anderen Verlauf.

In einer weiteren, überaus ergreifenden Legende beschreibt Vasari, wie Domenico nach Mailand ging, wo er ein angenehmes Leben führte und sehr reich wurde. Als er dies über Domenico erfuhr, war Niccolò alt und bedürftig, er hatte keine Arbeit. Er suchte Domenico in der Hoffnung auf, daß dieser ihm in seinem Alter und seiner Not beistehen werde, wie er diesem in seiner Jugend geholfen hatte. Vor allem hoffte er, Domenico werde seine Dienste in Anspruch nehmen. Stattdessen mußte er lernen, nicht zuviel von anderen zu erwarten, denn so, wie sich die Lebensumstände der Menschen ändern, ändern sich häufig auch ihr Temperament und ihr Wille. ›Oft schlägt Erwartung fehl‹, schreibt Shakespeare, ›und dann zumeist, wo sie am meisten Beistand uns verheißt‹. Als Niccolò in Mailand ankam, suchte er Domenico auf und berichtete seinem ehemaligen Schüler von seinen Schwierigkeiten. Er flehte ihn an, ihm zu helfen und ihm Arbeit zu geben. Domenico aber wollte oder konnte sich nicht erinnern, daß Niccolò ihm einmal so viel Liebe und Güte entgegengebracht hatte, ›als sei er sein eigener Sohn‹. Er gab ihm einen jämmerlichen Geldbetrag und versuchte ihn so schnell wie möglich wieder loszuwerden. Diese Geschichte endet schmerzlich, denn Niccolò kehrte mit gebrochenem Herzen nach Arezzo zurück, da er erkennen mußte, daß der Junge, den er mit viel Mühe und Kosten wie ein eigenes Kind erzogen hatte, sich jetzt fast wie ein Feind verhielt.

Aber das ist noch nicht das ganze Ende der Geschichte. Nachdem Vasari Niccolòs Tod beschrieben hat, abgewiesen von einem, der ihm hätte helfen sollen, wendet er sich wieder Domenico zu. Dieser kehrte von Mailand nach Prato zurück, wo er weder Freunde noch Verwandte vorfand. Da bereute er, daß er Niccolò gegenüber so undankbar gewesen war, seine Habgier und seine Grausamkeit wandelten sich in Liebe und Mildtätigkeit, und er hinterließ seiner Heimatstadt zehntausend ›scudi‹ für eine Stiftung, aus der einige Schüler ihre Ausbildung finanzieren konnten. Die Gemeindemitglieder von Prato, sehr dankbar für diese Spende, hängten Domenicos Bildnis in ihrem Ratssaal auf, da er eines ›dauernden Gedächtnisses‹ würdig sei. Nachdem Domenico aus seinem sündhaften Verhalten seinem ›Vater‹ Niccolò gegenüber gelernt hatte, wurde er am Ende wie sein ›Vater‹, einer der anderen half. Auch diese Geschichte Vasaris ist eine Parabel, eine Parabel über Wandlung und Mildtätigkeit.

PIERINO DA VINCI UND LEONARDOS FAMILIE

Im Leben des Pierino da Vinci spricht Vasari vom Ruhm des jungen Künstlers, von dem hohen Ansehen, das allein schon sein Name genoß. Pierino hatte nur wenige bedeutende Werke geschaffen, als er starb, nachdem er müde und erschöpft von einer Seereise zurückgekehrt war. Er war gerade dreiundzwanzig Jahre alt geworden. Mit einem Sonett von Benedetto Varchi, das er an das Ende von Pierinos Biographie stellt, spricht Vasari von dem ›zweiten Vinci‹.

In der elegischen Vorrede zu Pierinos Vita schreibt er, man dürfe einen Künstler nicht des Lobes berauben, nur weil er in der Blüte seiner Jahre gestorben sei. Vasaris Weg, Pierinos Ruhm zu mehren, führt, nicht überraschend, über dessen berühmten Verwandten Leonardo. Er beginnt seine Erzählung mit dem Hinweis, in der Stadt Vinci habe Piero gelebt, der Vater Leonardos, des berühmtesten aller Maler. Piero hatte einen weiteren Sohn namens Bartolomeo, und als dieser erwachsen war, habe er sich einen Sohn gewünscht. Vasari spinnt die Geschichte mit der Behauptung weiter, Bartolomeo habe mit seiner Frau oft über das geniale Talent seines Bruders Leonardo gesprochen und sie habe zu Gott gebetet, er möge sie würdig erachten, einen ›zweiten Leonardo‹ zu gebären. Bald nach dieser angeblichen Unterhaltung wurde ihnen ein Sohn geboren. Bartolomeo wollte dem Jungen den Namen Leonardo geben, aber seine Verwandten rieten ihm zu Piero, nach Leonardos Vater. Vielleicht hat Vasari den außerordentlich schönen Leonardo im Blick, wenn er sagt, das Kind habe ein schönes Gesicht gehabt. Vasari fährt fort – handelt es sich auch hierbei um eine seiner dramatischen Erfindungen? – der Astrologe Giuliano del Carmine habe einen Besuch bei Bartolomeo gemacht. In seiner Begleitung habe sich ein in der Chiromantie bewanderter Priester befunden und nachdem beide den Jungen betrachtet hatten, hätten sie über sein großes Talent gesprochen und vorhergesagt, er werde jung sterben. (Wenn Pierino del Vaga, von einer Ziege gesäugt, an den Säugling Jupiter erinnert, läßt diese Vorhersage eines frühen Todes an Achill denken.) Der junge Pierino stellte mit seinen ersten Werken das prophezeite Talent unter Beweis, woraus Bartolomeo schloß, daß seine Gebete erhört worden waren. Er glaubte, Gott habe ihm in seinem Sohn seinen Bruder wiedergeschenkt. Damit endet die Einleitung zu Pierinos kurzem Leben, dessen Bekanntheit von seiner Verbindung zu seinem berühmten Onkel profitierte – was Vasari uns nicht vergessen läßt, wenn er erzählt, Leonardos Bruder habe Gott um einen Sohn von Leonardos Genie angefleht.

Es gibt in Pierinos Leben einen weiteren familiengeschichtlichen Aspekt, den wir nicht unbeachtet lassen sollten. Er betrifft nicht Pierinos eigene Biographie, sondern bezieht sich vielmehr auf die berüchtigte Familiengeschichte, die das Sujet eines seiner bekanntesten Werke ist. Ich spreche von Pierinos Relief vom Tode des Grafen Ugolino und seiner Söhne. Es entstand nach Anregungen von Luca Martini, der einen Kommentar über die *Göttliche Komödie* verfaßt hatte. Schon die Erwähnung dieses bekannten Dante-Sujets hätte Vasaris Lesern einen Schauer über den Rücken jagen sollen, denn sie erinnerten sich sicherlich an den grauenvollen Hungertod, den Ugolinos Söhne mit ihrem Vater erlitten. Vasari frischt die Erinnerung seiner Leser auf und beschreibt Pierinos Relief, auf dem ein Sohn bereits tot, ein zweiter, vom Hunger besiegt, seinem Ende nahe ist. Obwohl Ugolino sich am tiefsten Höllengrund befindet, weil er seine ›patria‹ verraten hat, beschreibt Vasari mitfühlend, wie er ›blind und kummervoll, in mitleiderregender Gebärde auf den Körpern seiner Söhne umhertappt, die an der Erde ausgestreckt liegen‹. Dieses Bild weckt in jedem Leser Mitgefühl – es ist die klassische Szene des Kummers eines Vaters über den Tod eines Kindes.

DER TOD VON BANDINELLIS SOHN

Auch in der Vita von Pierino da Vincis Lehrer Baccio Bandinelli befaßt sich Vasari mit dem Kummer eines Vaters, der einen Sohn verliert. Baccio hatte seinen Sohn nach dem Medici-Papst, der sein Auftraggeber war, Clemente getauft. Clemente war ein begabter Bildhauer, der dem Vater half, dessen Arbeiten zu beenden. Als Bandinelli an der *Pietà* für sein eigenes Grabmal arbeitete, ging Clemente ihm auch dabei zur Hand, ja er fertigte, wie Vasari behauptet, sogar die Christusfigur. Bandinelli selbst erzählt in seinen Lebenserinnerungen oder *Memoriale*, wie sie allgemein genannt werden, daß die Christusfigur für sein Grab teilweise mit Hilfe seines Sohnes Clemente entstanden sei, spezifiziert aber nicht, was Clemente tat. Jedenfalls können wir sagen, daß seine Mithilfe am Grabmal seines Vaters ein Akt der Sohnesliebe war. Doch war Clemente wirklich für die Christusfigur verantwortlich, wie Vasari behauptet? Sicher ist, daß er seinem Vater (wie dieser selbst sagt) sowohl bei der Figur wie bei der Arbeit ganz allgemein half. Warum aber verbindet Vasari den Sohn mit Christus? Ich denke, daß es dafür eine schlüssige Erklärung gibt.

Vasari erzählt, als Baccio bemerkt habe, daß Herzog Cosimo ihm keine Aufträge mehr geben wollte, habe ihn dies ›mit großem Mißvergnügen‹ erfüllt und traurig gemacht. Zu Hause und andernorts benahm er sich ausgesprochen ›wunderlich‹ und mit seinem Sohn Clemente ging er ›sehr hartherzig‹ um. Aus diesem Grunde – wegen der Wunderlichkeit seines Vaters – bat Clemente den Herzog um Erlaubnis, von Florenz nach Rom gehen zu dürfen. Doch als der Sohn aufbrechen wollte, gab ihm der Vater nichts, obwohl Clemente ihm eine große Hilfe gewesen war, seine rechte Hand (›le braccia di Baccio‹, Baccios Arme, schreibt Vasari). Kurze Zeit später starb Clemente in Rom, doch die *Pietà* für das Grabmal seines Vaters, fügt Vasari ein, war immer noch unvollendet. Um zu begreifen, worauf Vasari hinauswill, müssen wir wissen, daß sich

Bandinelli in diesem Werk selbst in der Gestalt des Nicodemus portraitiert hat, der den Leib Christi hält. Vasari betont, Baccio habe Clementes Tod als ›großen Verlust‹ empfunden, und wenn er Clemente die alleinige Verantwortung für die Christusfigur gibt, verbindet er Clemente mit Christus. Mit anderen Worten, Bandinelli hält in der Gestalt des Nicodemus die Christusfigur, und die steht für seinen eigenen toten Sohn. Vasari macht aus der Skulptur eine *Pietà*, in der Baccio über Clementes Tod trauert.

Baccios *Pietà* ist also im Familienkontext gesehen eine doppelte *Pietà* – die seines treu ergebenen Sohnes, der Sohnesliebe bewies, als er seinem Vater half, eine Statue von Gottes Sohn zu fertigen, und die des Baccio, der jetzt allegorisch den Leib von Gottes Sohn in den Armen hält, der für seinen eigenen toten Sohn steht. Die Familienassoziationen der *Pietà* verweisen uns auf Vasaris Beschreibung von Raffaels *Grablegung* (die anläßlich des Todes eines Sohnes entstand) – wo die Trauernden wie eine ›famiglia‹ erscheinen. Für Vasari und seine Zeitgenossen haben Kunstwerke, die von tiefer persönlicher Frömmigkeit durchdrungen sind, nicht nur symbolische Bedeutung, denn er sagt bei einer anderen Gelegenheit in der Sprache Dantes, ein Kunstwerk solle das härteste Herz zu Mitleid rühren. Damit erinnert uns Vasari an jene echten Gefühle, die er in die Geschichte um Bandinellis Pietà hineinprojiziert, wenn er sich den Kummer des Künstlers beim Tod seines Sohnes vorstellt. Wenn wir Baccio als Nicodemus sehen, der die Figur, die für seinen Sohn steht, in den Armen hält, erkennen wir, wie gezielt Vasari seine Worte wählt, wenn er sagt, Clemente sei ›der Arm‹ seines Vaters.

BANDINELLIS VATER

Vasaris Bandinelli-Biographie erzählt eigentlich die Geschichte von drei Künstlergenerationen, denn so, wie Baccio seinen Sohn Clemente ausbildete, war Baccio selbst von seinem Vater zum Künstler ausgebildet worden. Bandinellis Vater arbeitete, wie angeblich auch Vasaris Großvater, für die Medici und wie bei Baccios Rivalen Michelangelo, war auch der Umgang von Baccios Vater (der ebenfalls Michelangelo hieß) mit den Söhnen Lorenzos des Prächtigen von ›familiarità‹ geprägt. Wieder erinnert Vasari daran, wie sich die Familiengeschichten der Künstler mit denen ihrer ›padroni‹ oder Arbeitgeber verbinden. Als Baccio seinen Sohn Clemente nach seinem Medici-Gönner Clemens benannte, führte er seine Familie in gewisser Weise mit der Familie der Medici zusammen – so als sei sein Gönner, der Heilige Vater, ein Ahnherr der Familie Bandinelli.

Baccios Vater, Michelangelo, war ein führender ›orefice‹ oder Goldschmied in Florenz, und da sein Erbe oder ›erede‹ sein Geschäft übernehmen wollte, holte er ihn in seine Werkstatt. Baccio aber wollte in großem Maßstab arbeiten – eine Neigung, die sich in dem riesigen Schneemann zeigte, den er in Nachahmung der antiken Statue *Marforio* baute. Als Bandinellis Vater schließlich ›den Sinn seines Sohnes‹ erkannte, lieber Bildhauer als Handwerker zu werden, änderte er seine Absicht (›mutò ... pensiero‹) und gab ihn bei dem Bildhauer Rustici in die Lehre. Damit befindet sich Michelangelo Bandinelli in Gesellschaft der vielen klugen Väter, die Vasari bereits dafür gelobt hat, daß sie ihre Söhne den ersehnten Weg der Kunst einschlagen ließen.

Aufgrund ihres satirischen Charakters und ihrer spitzfindigen Darstellung der Rivalität des Künstlers mit Michelangelo, Cellini und Vasari selbst, gehört Bandinellis Biographie zu den interessantesten des ganzen Buches. Diese Künstler standen alle in den Diensten der Medici und somit in einer Art Sohnesverhältnis zu ihren Auftraggebern. Vasari spielt darauf an, wenn er in einer Passage über die Feindschaft zwischen Baccio und Cellini schreibt: ›Wie aber immer der Töpfer den Töpfer, und der Bildhauer den Bildhauer neidet, konnte Baccio die Gunstbezeugungen nicht ertragen, welche dem Benvenuto erwiesen wurden.‹ Das Wort für Töpfer, ›figulo‹, ist dem Wort für Sohn ›figliuolo‹, ähnlich genug, um ins

Gedächtnis zu rufen, wie kindisch sich die beiden, Baccio und Benvenuto, bei ihren Streitereien vor dem Herzog, ihrem ›padrone‹ oder ›Vater‹, beschimpften. Beide ›figliuoli‹ gingen gleichsam zu ihrer ›Mutter‹, als sie sich an Herzogin Eleonora wandten und um ihr, man ist versucht zu sagen: ›Matronat‹ buhlten. Vasari schreibt, die Herzogin habe Bandinelli den Vorzug gegeben, und in seiner Autobiographie (mehr darüber später) weiß Cellini über seinen Umgang mit der Mutterfigur Eleonora in der Familie des Hofes viel zu sagen. Immer um Förderung ihrer Auftraggeber bemüht, immer neidisch auf rivalisierende Kollegen, benahmen sich Künstler wie Cellini, Bandinelli und Vasari wie zankende Kinder – ebenso ›figuli‹ wie ›figliuoli‹.

Könnte Vasari, wenn er Baccios Neid auf Cellini mit dem Neid eines ›figulo‹ oder Töpfers vergleicht, der einen anderen Töpfer beneidet, auch persönliche Gründe gehabt haben? Schließlich war er, der selbst ein scharfer Rivale Baccios war und Baccios Arbeiten im ›salone‹ des Palazzo Vecchio kritisierte, nach Töpfern oder ›vasai‹ benannt. Könnte es sein, daß sich Vasari, der auf Lorenzo de' Medicis Portrait die symbolträchtige Inschrift VAS plaziert und so mit seinem eigenen Namen spielt, mit diesem Hinweis auf die Töpferei insgeheim mit Baccios Konkurrenten verbündet?

Am Ende, nach allen Wechselfällen seines Lebens, nach allen Siegen und Niederlagen, beendete Baccio sein Grabmal in Santissima Annunziata und stellte dort die erwähnte *Pietà* auf. Baccio wünschte, dort neben seiner Frau und den sterblichen Überresten seines Vaters Michelangelo beigesetzt zu werden. Ein durchaus angemessener Wunsch für einen Sohn und Künstler, der dem Vater und Künstler über den Tod hinaus in Liebe zugetan war.

DIE GEBEINE VON BANDINELLIS VATER

Baccios Familiengeschichte ist mit seiner Arbeit am Familiengrab noch nicht ganz zu Ende. Vasari sagt, nach dem Bau der Familienkapelle habe er die Gebeine seines Vaters mit eigenen Händen in das Grab legen wollen. Doch sei es wegen der Trauer und des Schreckens, die er beim Berühren der Gebeine empfunden hatte, sei es, weil er sich bei der Bestattung allzu sehr angestrengt hatte, sei es aus beiden Gründen, jedenfalls wurde er krank und starb wenige Tage später – nachdem er ein Leben lang kerngesund gewesen war. So, wie Vasari in die Geschichte der *Pietà* für Baccios Grab den Tod seines Sohnes einflicht, verbindet er Baccios Gebeine mit der Geschichte des Todes seines Sohnes. Vasari sagt sogar, Baccio sei von Sohnesliebe übermannt worden, er sei an seinem tiefen Kummer gestorben. Vasari findet nichts dabei, die Biographien seiner Zeitgenossen umzudichten. Wie in seinen ›novelle‹ über die Vorväter der Kunst, gestaltet er auch die Leben der Künstler, die er persönlich kennt, mit poetischer Phantasie um. Bezeichnenderweise entläßt er uns mit dem eindrücklichen, äußerst lebhaften Bild Baccios, der in seiner Familienkapelle die Gebeine seines Vaters hält – von Trauer für alle Ewigkeit zum Verstummen gebracht. Baccio gleicht dem Nicodemus (mit den Gesichtszügen Baccios) seiner *Pietà*-Skulptur, der den Leichnam Christi hält (der in Vasaris Version für Baccios toten Sohn steht); jetzt aber hält Baccio die sterblichen Überreste seines Vaters. Vasari haßt Baccio und schildert doch auf lebhafte und bewegende Weise die Tragik seiner Familiengeschichte.

Vasari zitiert im folgenden die Inschrift auf Bandinellis Grab, die besagt, er sei ein ›eques‹ oder Ritter gewesen. In seinen eigenen Erinnerungen oder ›ricordi‹ erzählt Bandinelli, er sei in den Orden des Heiligen Jakobs aufgenommen worden. Dieses Ereignis gehört in die umfassendere Geschichte der Bandinelli-Familie und dazu, welchen Platz er selbst in dieser Familie einnimmt. Baccios Memoiren, die er seinem Sohn Cesare diktierte, sind ein faszinierendes Dokument, das uns sehr viel über den ›splendore della mia casa‹, den Glanz seines Hauses, wie er sich rühmt, vermittelt. Es ist die lückenlose Geschichte seiner edlen Familie, einschließlich aller Vorfahren und direkten Verwandten, und er hält sich bei seinen Beschreibungen lange mit deren nobler Herkunft und deren

Leistungen auf. So erzählt er, sein Onkel Giovanbattista, ›ein Mann von großer Tapferkeit‹, habe viele Jahre lang König Franz I. als Soldat gedient, oder auch, daß sein Vater sich der ›Gunst‹ der Medici unterstellt und ihnen treu gedient habe. Mit Stolz berichtet er, seine Frau Caterina sei die Tochter von Taddeo Ugolino, eine ›nobile fiorentina‹.

Bandinelli steht natürlich im Mittelpunkt seiner eigenen Lebenserinnerungen, doch sieht er es als seine Aufgabe, seine Familie durch seine Anstrengungen wieder zu Ruhm und Ansehen zu bringen. Im elften Abschnitt seines *Memoriale* schreibt er: ›Geschätzte und geliebte Söhne, ich bete, daß Ihr mit gleicher Inbrunst wie der, mit der ich dies zu schreiben suche, der Mühen gedenkt, die Euer Vater durchlitt, um wiederzuerlangen, was vor mehr als einhundert Jahren durch das Unglück und die Unklugheit Eurer Vorfahren verloren wurde.‹ Bandinellis Erinnerungen sind in hohem Maß die Geschichte seiner Familie – die Geschichte der ›cura familiare della casa‹, der Pflichten und Sorgen der Familie ebenso wie die ihrer Triumphe. Er schreibt, daß er viele Söhne hatte, von denen einige bereits tot seien. Beim Gedanken an seinen toten Sohn Alessandro drängten sich ihm noch immer Tränen in die Augen, er trage den Kummer um den Verlust seines Sohnes noch immer im Herzen. Sein größter Verlust, wir erinnern uns, war Clemente, getauft nach Papst Clemens VII., dem Baccio als ›Sohn alter Freunde und Diener des Hauses Medici‹ treu ergeben war. Gibt es einen besseren Weg, dieser treuen Verbundenheit mit den großen Medici zu gedenken, als das eigene Kind nach einem ihrer berühmtesten Söhne zu benennen?

Laut Vasari hinterließ Bandinelli seinen Söhnen und Töchtern ein großes Vermögen, und zwar in Form von Gütern, Häusern, Geld und Zeichnungen, die sich, so Vasari, noch im Besitz der Familie befänden. (Das hatte Baccio gemeint, als er an seine Kinder schrieb, er habe den Status der Familie wiederherstellen wollen – finanziell!) Bandinelli führt in seinen ›ricordi‹ seinen gesamten Besitz auf, darunter ›ein schönes Haus in der Via de' Ginori‹, eines in San Michele Visdomini, ein Haus nahe am Palazzo Pitti, ein weiteres am Palazzo Renaio, ein Gut mit Gasthaus und Brunnen (mit Familienwappen) namens Tre Pulzelle, ein Gut in San Gervasio namens Malcantone, ein Gut in der Nähe von Remoli, zwei Güter bei Pinzi di Monte, usw. Bandinelli war es durchaus gelungen, seine Familie finanziell wieder auf eine solide Basis zu stellen, und er bittet seine Kinder der ›großen Mühen‹ zu gedenken, ›die Euer Vater auf sich nahm, um Euch wohlversorgt zu wissen‹. Baccio ist die moderne Entsprechung von Vasaris Taddeo Gaddi, der sehr gut verdiente und seiner Familie beträchtlichen Wohlstand bescherte.

In der langen Liste der Besitztümer, die er seinen Kindern hinterläßt, führt Bandinelli seine Zeichnungen (die auch Vasari erwähnt), Sonette sowie die Briefe auf, die er an Könige geschrieben und von ihnen erhalten habe. Diese Briefe adeln Baccio, wie ähnliche Briefe Piero Aretino geadelt hatten. Er erwähnt auch ein Buch über Skulptur und ›disegno‹ mit dem Titel ›Dialoghi con Giotto‹ – welch ein Jammer, daß es verschollen ist! Nachdem er seine Schriften lückenlos aufgelistet hat, fleht er seine Kinder an – und zwar bei den Eingeweiden Christi (›le viscere di Giesù Christo‹) –, ihm, ihrem ›Wohltäter‹, jene Achtung und Liebe zu erweisen, die sie ihrem Vater schulden, der das Tal der Leiden durchschritten habe, indem sie sich nach seinem Tode um seine Schriften kümmerten und sie intelligenten, literarisch bewanderten Personen vorlegten. ›Gehorchet daher dem Gebote Eures Vaters‹, schließt er und sagt, sie sollten ›Sorge tragen, daß diese Schriften veröffentlicht werden‹. Abschließend bittet er sie eindringlich, dafür zu sorgen, daß sein Grabmal fertiggestellt und seine *Pietà* dort neben dem Familienwappen errichtet werde. Er schließt mit einem Gebet, daß Gott seine Kinder auf dieser Erde segnen und ihnen ein langes, glückliches Leben gewähren möge, bevor sie zu ihren ›Vätern‹ im Himmel zurückkehren. Bandinelli spricht von den Familien ›vätern‹ oder Vorfahren, erinnert damit aber auch an die ›famiglia del cielo‹, die himmlische Familie, von der Dante spricht, jene göttliche Familie, um die sich in der Religion und Kunst der Renaissance jede Hierarchie dreht – unter dem Vorsitz von ›Dio Padre‹.

Bandinellis Erinnerungen sind ein präzises Spiegelbild von Vasaris Schilderungen der Künstlerfamilien. Seine Memoiren zeigen nicht nur, daß Vasaris fiktionalisierte Bandinelli-Biographie dessen Gefühle für seine Familie durchaus korrekt wiedergibt, wir können mit ihrer Hilfe auch sehen, daß Vasaris Familiensinn für die Epoche, in der er schrieb, ausgesprochen typisch war. Alles, was in Vasaris Viten erfunden ist, über Familien der Gegenwart und Familien der Vergangenheit, reale Familien und ausgedachte Familien, mythologische Familien und göttliche Familien, erwächst aus dem Gefühl einer tiefen Bindung an die eigene Familie, dem Gefühl von Sohnesliebe, die Männer wie Vasari und Bandinelli empfanden, wenn sie an die Gebeine ihrer Väter dachten.

BUGIARDINI UND DAS ANDENKEN DER RUCELLAI

Um Sohnesliebe geht es auch in der Vita von Giuliano Bugiardini, einem engen Freund Michelangelos, der mit dem bedeutenden Künstler in ›familiarità‹ verbunden war. Bugiardinis Leben erlaubt es Vasari, erneut auf die Katastrophe der Belagerung von Florenz zurückzukommen, die das Leben aller Menschen, die sich damals in der Stadt aufhielten, unwiderruflich prägte. Wir haben bisher nur die Passagen in den Viten Sartos und Pontormos erwähnt, in denen Vasari die Schrecken der Belagerung schildert, doch erst eine vollständige Lektüre der Leben öffnet den Blick für die Beharrlichkeit, mit der Vasari immer wieder auf dieses katastrophische Ereignis und seine Verwüstungen zurückkommt. Vasari sagt, vor dem ›assedio‹, also der Belagerung von 1530, habe sich Florenz so stark vergrößert, daß viele Bürger in ›borghi‹ vor den Toren der Stadt lebten. Sie bildeten mit ihren Kirchen, Klöstern und Hospitälern eine eigene Stadt, in der viele ehrenwerte Menschen und gute Handwerker jeder Sparte wohnten, die weniger wohlhabend waren als die Bewohner von Florenz und daher mit geringeren Kosten und niedrigeren Steuern lebten. In einem dieser ›borghi‹ vor den Toren von Florenz kam Giuliano Bugiardini zur Welt. Dort lebte er – so Vasari ausdrücklich –, wie seine Ahnen vor ihm, bis während der Belagerung alle ›borghi‹ zerstört wurden.

Nachdem Vasari berichtet hat, daß Bugiardini die Kunstwerke in den Medici-Gärten studierte, wo er zusammen mit Michelangelo ausgebildet wurde, spricht er über die Arbeiten, die während der Belagerung entstanden. Vor der Belagerung war es Sitte, sagt Vasari, bei der Beisetzung eines angesehenen Toten die Bahre mit einer Reihe von Fähnchen zu begleiten, die auf einer Tafel befestigt von einem Träger auf dem Kopf getragen wurden. Diese Fähnchen wurden zum Gedenken an den Toten und seine Familie in der Kirche zurückgelassen. Als der betagte Cosimo Rucellai starb, fährt Vasari fort, wollten seine Söhne Bernardo und Palla etwas Neues in dieser Art tun. (Vasaris Bericht ist hier etwas wirr, Palla war der Bruder von Cosimo und beide waren Söhne von Bernardo. Tut aber nichts zur Sache.) Die Rucellai-Söhne wollten keine Fähnchen, sondern eine Standarte (vier oder fünf ›braccia‹), an deren unterem Ende Fähnchen mit dem Wappen der Rucellai sein sollten. Dieses Banner mit den großen Figuren der vier Heiligen Kosmas, Damian, Peter und Paul war Giulianos Werk, und es war, so Vasari, ›die schönste Malerei, die je auf Tuch ausgeführt wurde‹.

Vasaris Bericht ist zum einen wegen des Hinweises auf die Belagerung von historischem Interesse, zum anderen ist er auch als Beschreibung einer ganz neuen Art von Totengedenken bemerkenswert: Die Ehrung durch vergängliche Kunstwerke wie die Wachsportraits aus Verrocchios Werkstatt, die zur allgemeinen Geschichte der Kunst gehören, selbst wenn sie heute nicht mehr existieren. Die Gedächtnisbanner passen zu Vasaris Geschichten von Familienangehörigen, hier sind es die Söhne, die in den Kirchen etwas zum Gedächtnis an ihre Toten zurückließen – ›per la memoria del defunto della famiglia‹. In diesem Fall (auch wenn Vasari die Namen durcheinanderbringt) waren es die Rucellai, um deren Andenken es ging. Vasari tut das Seine, den Namen der Familie zu bewahren, indem er Bugiardinis Arbeit für sie beschreibt. Es war bei den Florentiner Patriziern allgemein üblich, Familienangehörige mit Kapellen, Grabmälern, Altarbildern, Portraits und anderen Werken zu ehren, und die nahezu vergessenen Fähnchen sind ein weiteres Beispiel hierfür.

PONTORMO UND DIE FAMILIE DES STAATES

Im Leben des Pontormo beschreibt Vasari eine weitere Gattung jener verlorenen Kunstwerke, mit denen Familienangehörige ihre Verstorbenen, aber auch sich selbst ehrten. Er berichtet, Bartolomeo Ginori habe, in Erwartung seines eigenen Todes, Pontormo beauftragt, für ihn nach Florentiner Sitte eine Reihe von Fahnen zu malen. In die obere Ecke dieser Fahnen malte Pontormo auf weißem Taft die Madonna mit Kind, darunter das Wappen der Familie, alles in gewohnter Manier. Dann aber fertigte er neben diesen mehr als vierundzwanzig Fähnlein zwei weiße Taftfahnen an, die er mit der Gestalt von Ginoris Namensheiligen Bartolomeo bemalte, jede zwei Ellen (›due braccia‹) hoch. Vasari behauptet, dieses Werk sei von außergewöhnlicher Größe und bis in seine Zeit hinein Vorbild für ähnliche Werke in solchen Dimensionen gewesen. Wenn wir uns die Geschichte der Florentiner Kunst so lückenlos wie möglich vergegenwärtigen wollen, müssen wir uns vorstellen, daß die kalten, dunklen Kirchen der Stadt nicht nur voller großartiger Fresken, Altarbilder und reich verzierter Grabmale, sondern auch voller – heute leider verschwundenen – bunt bemalter Fähnchen waren, mit denen Familien ihrer Toten gedachten.

Vasari spricht gelegentlich, wie wir sahen, von ›Familie‹ in abstraktem Sinn. Er sagt, Pontormo habe für die Nonnen von Santa Anna an der Porta di San Friano ein Bild der Jungfrau Maria und der Heiligen Anna mit Heiligen gemalt, die ›predella‹ habe die ›Signoria‹ von Florenz gezeigt, wie sie in einer Prozession umherziehe, mit ›Trompetern, Pfeifern, Stabträgern, Regierungsdienern, Türstehern und sonstigem Gefolge‹, dem, was Vasari als ›famiglia‹ bezeichnet. Diese städtische Familie wird in Bezug gesetzt zur Heiligen Familie, über der die Schutzheilige der Stadt thront, die Heilige Anna. Pontormo habe das so gemalt, behauptet Vasari, weil er den Auftrag vom ›capitano‹ und der ›famiglia‹ des Palastes bekommen habe. Die Geschichte von Florenz ist, wie Historiker immer wieder zeigen, die Geschichte politischer Macht und Protektion durch einige wenige Familien, die durch Heirat miteinander verbunden waren. Vasari erinnert uns nun daran, daß diese Familien zusätzlich über den Staat miteinander verbunden waren, der auch als ›Familie‹ beschrieben wird – denn alle Angehörigen des

Palasthaushaltes bilden die Familie des Staates, und dem Staat gehören auch alle anderen Familien des Gemeinwesens an.

BRÜDERLICHE LIEBE IN VASARIS FAMILIE

Biographie für Biographie charakterisiert Vasari seine Protagonisten auf eine Weise, die ihre Portraits, ihr Wesen und ihr Leben untrennbar mit der Geschichte ihrer Familien verbindet. Biographien, in denen es keine Familiengeschichten – ob reale oder erfundene – gibt, sind die Ausnahme. Besonders wichtig ist die Familiengeschichte in der Vita des Cristofano Gherardi – eine merkwürdige Gestalt, ein Exzentriker, der heute kaum noch bekannt ist, der aber zu den liebenswertesten Figuren in Vasaris gesamtem Buch zählt.

Vasari weiß über diesen herzerfrischenden Exzentriker, der wegen seines Desinteresses an Kleidung und Äußerem Heiterkeit erregte, viele Geschichten zu erzählen. Er war ein Schüler Vasaris, und unser Biograph berichtet, er habe Cristofano wie einen Bruder behandelt – ›se fusse stato suo fratello‹. Cristofano arbeitete unter Vasaris Anleitung mit einem gewissen Stefano Veltroni dal Monte Sansovino zusammen, einem ›parente‹ oder Verwandten von Vasari. (Tatsächlich war er dessen Vetter.)

Uns geht es hier allerdings nicht um Vasaris Vetter; wir wollen uns vielmehr mit Cristofano befassen, jenem Mann, der für Vasari wie ein Bruder war. Vasari sagt, als Cristofanos leiblicher Bruder Borgognone starb, habe Cristofano nach Borgo San Sepolcro zurückkehren müssen. Vasari, der den größten Teil von Cristofanos Lohn für ihn verwahrte, sagte: ›Ich habe so viel, was Euch gehört, daß es gut sein wird, wenn Ihr es mitnehmt und für Euch verwendet.‹ Darauf antwortete der herzensgute Cristofano: ›Ich will kein Geld, nehmt Ihr es, mir genügt es, daß ich mit Euch sein, bei Euch leben und sterben darf.‹ Cristofano beweist hier erneut seine Herzlichkeit und sein Desinteresse an materiellen Dingen. Das Gespräch geht weiter. Vasari sagt zu Cristofano, es sei nicht üblich, von der Arbeit anderer zu profitieren, und fährt fort: ›Wollt Ihr es nicht, so werde ich es Guido, Eurem Vater, senden.‹ Darauf antwortet Cristofano: ›Das laßt sein, er würde es nach seiner Gewohnheit fortwerfen.‹ Nach den vielen Vätern, die Vasari als so ungemein verantwortungsvoll und edel beschrieben hat, treffen wir hier auf einen, der sein Geld verjubelt. Ohne Zweifel gab es noch mehr Künstlerväter oder Familienangehörige dieser Art, doch deren Lasterhaftigkeit kaschiert Vasari in seinen meist idealisierten Schilderungen der Künstlerfamilien.

Zum Schluß nahm Cristofano das Geld und ging nach Borgo, aber er war nicht gesund und trauerte so sehr um den verstorbenen Bruder, den er sehr geliebt hatte, daß er erkrankte und kurze Zeit später selbst starb – nicht, ohne zuvor sein Geld an seine Familie und die Armen verteilt zu haben. So starb ein Künstler, den Vasari wie einen Bruder liebte, nicht zuletzt aus Kummer über den Tod seines leiblichen Bruders. Wenn Cristofano nicht jene Art von Sohnesliebe empfand, die wir mit Vasaris Künstlern assoziieren, da er das Geld nicht für seinen Vater wollte, beweist er dennoch die typische Zuneigung des Bruders zum Bruder, in seiner Liebe zu seinem leiblichen Bruder wie auch in seiner Hingabe zu Vasari, der ihn liebte wie einen Bruder.

Wenn wir über diese brüderliche Liebe und die vielen anderen Fälle von Bruderliebe nachdenken, die wir von Vasari bereits kennen, sollten wir nochmals an die größeren sozialen und religiösen Verzweigungen der ›fraternitas‹ denken, an die ideale Brüderlichkeit zwischen Aposteln (wie Peter und Paulus) und zwischen Heiligen (Franziskus und Domenikus), zwischen den ›frati‹, aus denen die Kirche besteht, ganz zu schweigen von der Brüderlichkeit, der ›fraternità‹, zwischen Bürgern, die sich um die ›famiglia‹ des Gemeinwesens kümmern, indem sie, wie Cristofano, für die Armen spenden. Diese Spenden zeugen nicht nur von Bürgersinn, sie sind auch zutiefst religiös, denn diese Mildtätigkeit ist der Beweis christlicher Liebe oder Brüderlichkeit. Die brüderliche Liebe unter Künstlern, wie zwischen Cristofano und Vasari selbst, ist ein Beispiel für Vasaris Ideal der vollkommenen, von ›fratellanza‹ geprägten, Gemeinschaft der Künstler, die völlig frei ist von Neid und Zank. In einer solchen Fraternität ist das Staatsbürgerliche nicht mehr vom Religiösen zu trennen, denn Vasari begreift das Gemeinwesen der Kunst als Abbild des Reichs Gottes.

DAS HAUS GENGA UND DER HOF VON URBINO

Die enge Verbindung von Familie und Staat ist auch das Thema von Vasaris Bericht über Urbino und seine Künstler. Urbino ist, wir erinnern uns, die Stadt Giovanni Santis, seines Sohnes Raffael, dessen ›Verwandten‹ Bramante sowie Raffaels Schützlings Timoteo Viti. Raffael wurde gleichsam ein Fürst, denn er war das Oberhaupt einer weitverzweigten Familie von Künstlern, er war wie der Herrscher an einem jener Höfe, denen er diente, in Urbino wie in Rom. Vasari erweitert die Geschichte Urbinos – als Geschichte von miteinander auf das engste verknüpften Herrscher- und Künstlerfamilien – in der Vita des Girolamo Genga. Bevor wir uns dieser Biographie zuwenden, möchte ich kurz darauf hinweisen, daß Vasari sagt, ihn selbst und Gengas Sohn Bartolomeo, auch er Künstler, verbinde eine ›amicizia‹ oder Freundschaft. Hätten wir für jeden Künstler, mit dem Vasari in Freundschaft oder brüderlicher Liebe verbunden war, einen ›scudo‹ oder ›fiorino‹, wir wären reich genug, um den Palazzo Vecchio Stein für Stein ein zweites Mal zu errichten.

Jetzt zu Gengas Geschichte. Er arbeitete unter Herzog Guidobaldo mit Timoteo da Urbino zusammen und ging dann nach Rom. Doch nach Guidobaldos Tod befahl Francesco Maria, Herzog von Urbino, Girolamos Rückkehr. Damals stand die Heirat des Herzogs mit Leonora Gonzaga, Tochter des Marquis von Mantua, bevor, und er brauchte Genga für die Festdekorationen, damit Urbino das Aussehen einer ›Roma trionfante‹ bekam. Dieses Werk brachte Genga viel Ehre, doch als der Herzog ins Exil gehen mußte, und zwar nach Mantua, verließen Girolamo und seine Familie mit ihm die Stadt, um ihr Glück in Cesena zu suchen. Als der Herzog schließlich nach Urbino zurückkehrte, kam auch Girolamo wieder und restaurierte den Herzogspalast. Vasari stellt den Hof von Urbino als Ort dar, an dem Familien durch Heirat miteinander verbunden sind, als Ort politischer Zwistigkeiten, auf die erst das Exil und dann die Rückkehr zur Macht folgt. Die Geschicke Gengas und seiner Familie werden durch diese politischen Wechselfälle bestimmt.

Gegen Ende seiner Biographie über Genga erzählt Vasari, Genga sei nicht nur ein guter Maler, Bildhauer und Architekt gewesen, sondern auch ein guter Musiker. Er habe schön gesprochen, fügt

Vasari hinzu, war höflich und zu Freunden wie Verwandten liebevoll. In seiner Universalität und seiner Anmut war er das Musterbeispiel des vollkommenen Hofmanns, wie er von Baldassare Castiglione in seinem Buch vom *Hofmann* beschrieben wird, das ebenfalls in Urbino spielt. Vasari sagt an anderer Stelle, Castiglione sei der ›Bildner‹ des vollkommenen Hofmanns gewesen. Wenn er Genga und Künstler wie Genga beschreibt, wird Vasari selbst zum ›Bildner‹ des vollkommenen Künstler-Hofmanns.

Vasari schließt diese Biographie mit der Beteuerung, Genga sei in Urbino ›ehrenvoll beigesetzt‹ und von seiner Frau und seinen Kindern betrauert worden. Sein Tod habe nicht nur allen ›Verwandten‹ des Künstlers, sondern allen Bürgern Urbinos Kummer bereitet. Auch hier verknüpft Vasaris Phantasie den Künstler, seine Familie und die ›patria‹ sehr eng miteinander. Im Leben wie im Tod sind Genga und seine Familie vom Hof in Urbino nicht zu trennen.

Vasari führt diesen Familienroman über Ruhm und Ehre mit den Worten fort, Genga, ›der Urvater der Familie der Genghi in Urbino‹, habe zwei Söhne hinterlassen, die als Baumeister in seine Fußstapfen traten. Einer starb, bevor er seine hohe Begabung unter Beweis stellen konnte, der andere, schreibt Vasari, ›lebt noch‹ und widmet sich der Verwaltung der Familiengüter. Ersterer, Bartolomeo, kam zur Welt, als sein Vater ins Exil ging. Dieser unterrichtete seinen Sohn selbst, da er erkannte, daß ihm Zeichnen mehr lag als ein Studium der Wissenschaften, und schickte ihn nach Florenz, wo er vieles von seinem Freund Vasari lernte. Der jüngere Genga stellte weiter seine Begabung unter Beweis und arbeitete in ganz Italien, bevor er vorzeitig in Sizilien verstarb, wo man ihn als ›neuen Archimedes‹ gefeiert hatte. Als der Herzog von Bartolomeos Tod erfuhr, bewies er seine treue Verbundenheit mit dem Künstler, indem er dessen fünf Kinder in seine Obhut nahm. Wie sein Vater, besaß auch Bartolomeo viele Talente, denn er war nicht nur Künstler, sondern auch Dichter. Wir können uns lebhaft vorstellen, wie er und sein Vater am Hofe von Urbino die Eigenschaften des vollkommenen Hofmanns verkörpern.

Vasari beendet die Geschichte der Familie Genga mit der Geschichte seines berühmten Schwiegersohns Giovanni Battista Bellucci. Dieser stammte aus gutem Hause, war gebildet und da er eine kaufmännische Laufbahn anstrebte, eröffnete er einen Wollhandel. Kurz nach der Heirat starb seine erste Frau, er ging nach Rom und heiratete Gengas Tochter, die ihm zwei Kinder gebar, bevor auch sie starb. Bellucci war von Genga in der Baukunst unterrichtet worden und begann nun als Mann in den mittleren Jahren eine zweite Karriere. Er war erfolgreich, baute Befestigungsanlagen für den Herzog Cosimo de' Medici; vor allem aber fertigte er einen Grundriß von Siena an, der für den Herzog während der Belagerung Sienas eine entscheidende Hilfe war. Bellucci diente dem Herzog als Soldat, zeichnete sich im Feld ebenso aus wie als Ingenieur und fiel in einer Schlacht. Als sein Sohn Andrea zum Herzog kam, um ihm die Hand zu küssen, wurde er in Erinnerung an die hohe Begabung und Treue seines Vaters freundlich empfangen. So endet die Geschichte der Familie eines Künstlers, die als Teil der Geschichte Urbinos begann und dann in die des Hofes von Florenz mündete. Die Szenerie wechselt mühelos, denn für Vasari ist der Hof von Florenz, für den er arbeitete, das Ebenbild des vollkommenen Hofes von Urbino – dem ›das Hause Genga‹ so treu und so gut diente.

DIE FAMILIE SAN MICHELE AUS VERONA

Vasari bleibt bei den Geschichten von Künstlerfamilien, die nicht in Florenz ansässig waren, und wendet sich erneut Verona zu, um die Vita von Michele San Michele zu erzählen. Dieser wurde von seinem Vater und seinem Onkel in der Baukunst ausgebildet und zu weiteren Studien nach Rom geschickt. Zurück blieben seine beiden Brüder: Jacopo, der sich den Wissenschaften widmete, und Don Camillo, Mitglied eines Domkapitels. Michele wurde aufgrund seiner Arbeiten in ganz Italien sehr berühmt, auch wenn einige dieser Arbeiten kein gutes Ende nahmen. Eins der Vorhaben, die Kapelle der Guareschi in San Bernardino, durfte er nicht fertigstellen, sei es aus Geiz, sei es aus Fehleinschätzung, und Vasari schreibt, Michele habe mitansehen müssen, wie es von fremden Künstlern verstümmelt worden sei. Bei einer anderen Gelegenheit wurde Micheles Entwurf für die Rundkirche der Madonna di Campagna zerstört, auch hier aus Sparsamkeit oder aufgrund mangelnden Urteilsvermögens seitens der Vorsteher. In diesem Fall aber baute ein Verwandter Micheles, Bernardino Brugnoli, ein neues Modell, nach dem die Kirche fertiggestellt wurde. Auch dieser glückliche Ausgang zeigt, wie die Kunst in der Familie bleibt.

Zu Micheles Familiengeschichte gehören auch die Werke seiner ›nipoti‹, vor allem von Gian Girolamo, Sohn von Micheles Vetter Paolo. Dieser galt als ebenso begabt wie Michele selbst, dem es im Alter eine hohe Befriedigung bereitete, die hohe Qualität der Werke seines Neffen zu sehen. Als dieser Gian Girolamo auf dem Totenbett lag, übergab er seine Entwürfe samt und sonders Luigi Brugnoli, mit dem er verschwägert war, in der Hoffnung, dieser möge seine Projekte weiterführen. (Luigi hatte seinerseits zwei Söhne, die ebenfalls Architekten waren; von den beiden zeichnete Bernardino sich besonders aus und stellte damit, wie Vasari schreibt, das Genie unter Beweis, das er von mütterlicher Seite der Familie geerbt hatte.) Gian Girolamos Tod betrübte Michele über alle Maßen. Er sah das Haus San Michele aussterben, denn er war kinderlos geblieben. Er suchte, seinen tiefen Kummer zu verbergen, erkrankte aber bald darauf und starb kurze Zeit später. Auch hier suggeriert Vasari, daß der Tod eines Familienangehörigen zum Tod eines anderen führt, der aus Kummer über den Verlust stirbt. Das alles ist erfunden, doch die Wiederholung dieses Motivs beweist, welch hohe Bedeutung Vasari diesem Ideal von Familienliebe, Loyalität und Ehrerbietung beimaß.

Vasari wird nicht müde zu betonen, wie liebevoll und großzügig Michele war. Michele habe ihm gestanden, daß er in seiner Jugend mit der Ehefrau eines Steinmetzen eine Liebesbeziehung gehabt habe, zu der er allerdings lange Zeit jeden Kontakt verloren hatte. Nun sei ihm zu Ohren gekommen, daß sie verwitwet sei und eine Tochter im heiratsfähigen Alter habe, die möglicherweise sein eigenes Kind sei. Er bat Vasari, ihr fünfzig ›scudi‹ zu bringen, damit sie ihrer Tochter eine Mitgift geben könne. Als dieser ihr das Geld geben wollte, erklärte sie, daß das Mädchen nicht Micheles Kind sei, Vasari aber bestand darauf, daß sie die fünfzig ›scudi‹ nehmen solle, und sie waren, fügt er hinzu, der armen Frau so willkommen wie einem anderen fünfhundert.

Vasari beschwört auch seine Nähe zu Michele, wenn er erzählt, er habe für seinen Freund in Venedig eine große Zeichnung angefertigt, die den Sieg des Erzengels Michael über Luzifer darstelle.

Diese Zeichnung war sicherlich symbolisch, entstand doch der *Michael* für Michele San Michele. Er war das Musterbeispiel eines Künstlers, Kopf einer der berühmtesten Künstlerfamilien seines heimatlichen Verona – ein Künstler, von dem Vasari mit Stolz sagt, er habe ihn gekannt. Michele, sagt Vasari, habe ihm für die Zeichnung gedankt, ›ohne sonst etwas zu tun‹. Doch als Vasari in seine Vaterstadt zurückkehrte, hatte seine Mutter gerade von San Michele eine Anzahl schöner, prachtvoller Geschenke erhalten, die den Gaben eines Edelmannes würdig gewesen wären. San Michele schickte sie an Vasaris Mutter mit einem Brief, in dem er sie aufgrund ihrer Liebe zu ihrem Sohn ehrte, dem er für die symbolische Zeichnung dankte. Mit dieser Geschichte verknüpft Vasari den Künstler San Michele mit seiner eigenen Familie.

DIE NOBLEN GESCHLECHTER DER LOMBARDISCHEN KUNST

In dem Kapitel ›Das Leben der Ferrareser Benvenuto Garofalo und Girolamo da Carpi und anderer lombardischer Maler‹ führt Vasari die Geschichte der Künstlerfamilien fort. Girolamo da Carpi, der bei Garofalo in die Lehre ging, arbeitete erst bei seinem Vater, der Häuser bemalte. Girolamo Mazzuoli, selbst ein Künstler von beachtlichem Ruf, war Parmigianinos Vetter. Cristofano und Stefano, Maler aus Brescia, waren Brüder. Baccaccio Boccaccino, ein bedeutender Maler aus Cremona, war der Vater des begabten Malers Camillo. Von allen Künstlerfamilien waren die Campi aus Cremona besonders bemerkenswert. Der Maler Galeazzo Campi hatte drei Söhne, Giulio, Antonio und Vincenzo, alle drei Maler.

Als sei es ihm um Symmetrie zu tun, führt Vasari die drei Campi-Brüder unmittelbar vor den drei Anguissola-Schwestern ein, auch sie Malerinnen. Vasari spricht kaum über Künstlerinnen und hat nur Properzia de' Rossi eine eigene Vita gewidmet. Beiläufig merkt er an, Ucellos Tochter habe Zeichnen gelernt, Parri Spinellis Schwester nach seinen Entwürfen Bilder gestickt, Valerio Vincentinos Tochter sein Goldschmiedehandwerk ausgeübt. Jetzt feiert Vasari die drei Schwestern von Cremona, vor allem Sofonisba, aber auch Lucia und Europa. Er erwähnt eine vierte Schwester,

Anna, die noch ein kleines Mädchen sei, aber bereits Zeichenunterricht erhalte. Diese ›vier edlen und talentvollen Schwestern‹ machten Amilcare Anguissola zum ›glückseligen Vater einer rechtschaffenen, angesehenen Familie‹ – ›felicissimo padre d'onesta et onorata famiglia‹. Vasari sah dessen Haus als ›Wohnsitz der Malerei‹. Und er schließt seine Schilderung dieses edlen Hauses der Kunst mit der koketten Frage: ›Was Wunder indes, daß die Frauen, welche wirkliche Menschen zur Welt bringen, auch gemalte darstellen können, so sie wollen?‹

SODOMAS EHEFRAU

Es ist bekannt, daß Künstler häufig von einer Stadt zur anderen reisten, und das tat auch Giovan Antonio Bazzi aus dem norditalienischen Vercelli. Er war der Sohn eines Schuhmachers und kam mit Kaufleuten, die für die Spannocchi-Familie arbeiteten, nach Siena. Dieser Giovan Antonio ist eine der ungewöhnlichsten Gestalten in Vasaris gesamtem Buch. Man nannte ihn Sodoma, weil er die Gesellschaft von Knaben und bartlosen Jugendlichen schätzte. Er war ein ›lustiger, lockerer Mann‹, der Laute spielte, Gedichte schrieb, sich sehr auffallend kleidete und auch Mataccio – Narr – genannt wurde. Vasaris Bericht über ihn ist legendär. Er beschreibt Sodomas Stall voller Pferde, seine Tiere, die verschiedenen Vögel, die er zu Hause hatte, vor allem den Raben, der Sodoma imitierte, sobald jemand an die Tür klopfte. Mit all seinen Eichhörnchen, Affen, Meerschweinchen und Tauben glich das Haus, wie Vasari sagt, der Arche Noah. Vasaris Beschreibung, ganz gewiß übertrieben, macht aus Sodoma einen Maler ›alla grottesca‹, in dem Sinne, daß er von Geschöpfen wie jenen umgeben war, die in der Groteskenmalerei abgebildet sind. In seiner Beschreibung Sodomas erweist sich Vasari als Meister der literarischen Groteske.

Vasaris Karikatur von Sodoma, vor allem von dessen Neigung zu jungen Männern, ist so lebensnah, daß wir uns kaum daran erinnern, daß er auch eine Ehefrau und eine Familie hatte, ja man wundert sich: ›Ach, Sodoma hatte eine Frau?‹ Vasari sagt, als Sodoma jung war und noch einen guten Ruf genoß, habe er eine Frau genommen, ein Sieneser Mädchen aus sehr guter Familie. Soweit bekannt, hatten sie zwei Kinder, eines nannte er vielsagend Apelles. Vasari, der Sodoma ganz offensichtlich nicht mag, fabuliert, Sodoma sei von seiner Frau verlassen worden, weil er ein solches Tier gewesen sei. Sie habe fortan von ihrem eigenen Einkommen und den Zinsen ihrer Mitgift gelebt und die ›Brutalitäten und Torheiten‹ ihres Mannes nur mit größter Geduld toleriert.

Sodomas häusliches Leben war vermutlich konventioneller als Vasari es sich ausmalt. Jedenfalls berichtet er, Sodomas Tochter habe den Maler Riccio geheiratet, der aus dem Besitz seines Schwiegervaters alles erbte, was mit Kunst zu tun hatte. So exzentrisch oder angeblich exzentrisch Sodoma also auch gewesen sein mag, Vasaris Geschichte ist vertraut: Auch hier bedeutet Geschichte der Kunst Familiengeschichte.

SALVIATI UND DIE SOZIALE SOLIDARITÄT UNTER KÜNSTLERN

Vasaris überzogene Schilderung von Sodomas Bestialität, die nicht ohne humorvollen Spott ist, ist Teil der ausgesprochen moralisierenden Zielsetzung seiner *Leben* – die alle exemplarisch sind, in ihren Tugenden wie Lastern. Vasari empfindet Sodomas Lasterhaftigkeit als unwürdig und unvereinbar mit jener Würde der Kunst, die sein übergeordnetes Thema ist, mit jenem Adel, der durch Abstammung aus einem noblen Haus oder durch den Nachweis künstlerischer ›virtù‹ erlangt werden kann. Vasari läßt keine Gelegenheit aus, uns über die vornehme Herkunft eines Künstlers in Kenntnis zu setzen, sei es, daß er über die ›noble Familie‹ der Rustici spricht oder über Tizian. Manchmal suggeriert Vasari sogar, daß Familien durch die Kunst, die sie in Auftrag geben, nobel oder geadelt werden. Im Zusammenhang mit dem sehr ›edlen Gemälde‹, das Raffael für Domenico Canigiani anfertigte, sagt Vasari, zu seiner Zeit habe es sich im Besitz von Canigianis Erben befunden, die es so wertschätzten, wie ein Werk von Raffael es verdiene. Es scheint, als verleihe dieses Erbstück, dieser sehr edle Gegenstand, der Familie, die ihn besitzt, einen höheren sozialen Status, als erhebe er sie in den Adelsstand.

Vasaris ausgeprägtes Gespür für Adel zeigt sich mit besonderer Schärfe in der Vita seines Freundes Francesco Salviati, den er ›liebte wie einen Bruder‹. Salviatis Vater, so erfahren wir, war ein guter Mann, Samtweber von Beruf, er hatte viele Kinder und brauchte Hilfe, daher sollte Francesco unter allen Umständen ebenfalls diesen Beruf erlernen. Der aber wollte sich mit anderen Dingen befassen und machte sich nichts aus dem Beruf seines Vaters, auch wenn dieser in der Vergangenheit von reichen Menschen ausgeübt worden war. Die Salviatis aber, betont Vasari ausdrücklich, waren nicht vornehm, ›non dico nobili‹. Obwohl es nicht seinem Wunsch entsprach, fügte sich Francesco, als guter Sohn, dem Willen seines Vaters – ›il volere del padre‹, und reiht sich damit ein in die lange Tradition Florentiner Künstler seit Giotto, die taten, was ihre Väter zufriedenstellen würde – auch wenn es in einigen Fällen nicht ihren eigenen Wünschen entsprach. Francesco, ›fein und vornehm in Sitten‹, hatte eine ›besondere Neigung zur Zeichenkunst‹, und war mit den Kindern von Domenico Naldini befreundet, einem ehrenwerten Bürger. Besonders interessant ist, wie Vasari hier die Zeichenkunst in die Nähe einer vornehmen oder adligen Geburt rückt, als wolle er, wie schon an anderen Stellen, den Adel der Kunst betonen.

Zu jener Zeit erhielt Francesco Unterricht von seinem Vetter Diacceto, einem jungen Goldschmied, der im Zeichnen geschickt war und Francesco nicht nur alles beibrachte, was er selbst konnte, sondern ihm auch viele Zeichnungen von ›valentuomini‹ gab, die Francesco ohne Wissen seines Vaters Tag und Nacht studierte. Schorn und Förster übersetzen ›valentuomini‹ mit ›ausgezeichnete Meister‹, doch in diesem Wort, das mit ›gentiluomini‹ assoziiert wird, schwingt sehr viel mehr mit, beispielsweise ›valore‹ – ›Wert‹, aber auch Mut und ›Tapferkeit‹. Domenico Naldini, ein ehrbarer Bürger, wie wir uns erinnern, wußte um Francescos Beschäftigungen und redete dem Vater zu, den Jungen bei seinem Onkel in die Goldschmiedelehre zu geben. Nach nur wenigen Monaten in diesem Beruf machte Francesco solch immense Fortschritte, daß alle erstaunt waren. Diese Geschichte kennen wir von Vasari bereits – der Konflikt zwischen dem ›Willen‹ des Vaters und der ›natürlichen Neigung‹ des Sohnes zur Kunst, der durch den künstlerischen Erfolg des Sohnes gelöst wird. Für Vasari geschieht diese Konfliktlösung unweigerlich durch den Adel der Kunst.

Vasari betont nochmals den glücklichen Ausgang, wenn er sagt: ›Auch fand man unter einer Gesellschaft junger Goldschmiede und Maler, die sich damals an Festtagen versammelten, um die besten Werke in Florenz nachzuzeichnen, keinen, der dabei mit größerer Liebe sich anstrengte als Francesco.‹ Zu dieser Gesellschaft gehörten auch Nanni di Prospero dalle Corniole, Francesco di Girolamo dal Prato, Nannoccio da San Giorgio und viele andere junge Männer, die in ihrem Beruf alle zu ›valentuomini‹ wurden. So trat also Francesco erfolgreich in die Florentiner Gesellschaft ein, trug zu den gemeinsamen Zielen der Künstler bei, die voller Liebe die Bauwerke ihrer ›Vaterstadt‹ zeichneten und in ihrer Kunst ›valore‹ erlangten, indem sie diese Stadt ehrten. Das ist eine wahrlich edle Geschichte, die Geschichte eines erfolgreichen Sohnes, der seinen Konflikt mit seinem Vater löst, indem er sich der Gemeinschaft der Kunst anschließt, einer Art Fraternität der Kunst, deren Ruhm mit dem Ruhm der Stadt Florenz und dessen künstlerischem Patrimonium eng verknüpft ist.

Salviatis Geschichte reiht sich ein in Vasaris übergreifende Geschichte von Künstlergemeinschaften oder Künstlerfreundschaften, ob real oder erdichtet, die Florenz Ruhm bescheren – angefangen bei den Verbindungen zwischen Gaddo, Taffi und Cimabue bis hin zu Vasaris Gründung der Accademia del Disegno. Ferner gehören auch all jene Künstlergruppen dazu, die sich zum Studium in der Capella Brancacci oder dem Kloster der Scalzi trafen, oder Michelangelos Kartons für die *Schlacht von Cascina* studierten. Wenn Vasari beschreibt, wie Salviati und seine Kollegen an Feiertagen mit Liebe die geschätztesten Kunstwerke von Florenz studierten, will er zeigen, daß sie spirituell in einer Brüderlichkeit verbunden waren, die Teil ihrer sozialen Solidarität war. Ein Familienkonflikt (zwischen Vater und Sohn) löst sich somit im Ruhm der ›Vaterstadt‹ auf, zu dem Künstler durch ihre edlen Werke beitragen. Wenn Francesco die bedeutendsten Kunstwerke seiner Heimatstadt studiert, ehrt er, ›mit Liebe‹, die Kunst seiner Vorväter.

Die Geschichte von Salviatis erfolgreicher Einführung in seinen edlen Beruf geht (wie in vielen Viten) in Vasaris Autobiographie über, wenn Vasari sagt, als Francesco und seine Freunde in Florenz Zeichnungen anfertigten, seien er und Salviati ›nahe Freunde‹ geworden. Von sich selbst in der dritten Person erzählend, berichtet Vasari, sie hätten sich kennengelernt, nachdem Giorgio mit Kardinal Passerini aus Cortona, einem Verwandten von Giorgios Vater, nach Florenz gekommen sei. Als der Kardinal feststellte, daß der Junge in seinem Unterricht bei Antonio da Saccone und Giovanni Pollastra, einem herausragenden aretinischen Dichter, gute Fortschritte machte, einen Gutteil der *Æneis* auswendig konnte und von Guglielmo da Marcillat zeichnen gelernt hatte, bestürmte er Vasaris Vater, Giorgio mit nach Florenz nehmen zu dürfen.

Vasari schreibt, in Florenz habe er mit Michelangelo gearbeitet – eine Behauptung, die Forscher häufig bezweifeln, da sie gute Gründe für die Vermutung haben, daß Vasari sein Ansehen steigern will, indem er seine künstlerischen Wurzeln auf den göttlichen Buonarotti zurückführt. Diese Verbindung, schreibt er dann, sei Salviati zu Ohren gekommen, der ihm von dem ›gentiluomo‹ Marca da Lodi vorgestellt wurde, woraufhin die beiden jungen Künstler gute Freunde geworden seien. Vasari sagt, er habe während der ganzen Zeit ›das Studium der Wissenschaften nicht vernachlässigt‹, sondern täglich zusammen mit Ippolito und Alessandro de' Medici bei Piero Valentino Unterricht gehabt. Obwohl er seinen künstlerischen Interessen nachging, zielten seine Ausbildung und sein zukünftiger Beruf auf den Bereich der ›Wissenschaften‹ – vielleicht strebte er, wie manche meinen, eine Stellung als Sekretär der Medici an.

Vasari war dann, schreibt er, ›ein paar Monate‹ bei Michelangelo, bevor er erst zu Sarto, dann zu Bandinelli ging; diese künstlerische Ausbildung geschah, wie er sagt, vor der Belagerung von Florenz und der Vertreibung der Medici. Während der Belagerung retteten er und Salviati angeblich drei abgebrochene Stücke von Michelangelos *David*, der während der Unruhen beschädigt worden war. Sie taten dies, sagt Vasari, ohne Angst vor möglichen Gefahren. Vielleicht haben Salviati und Vasari wirklich die Bruchstücke des *David* gerettet, der tatsächlich kaputt war, vielleicht hat Vasari das auch nur erfunden, um sich dadurch noch enger mit seinem angeblichen Lehrer zu verbinden und der Darstellung seiner frühen Jahre mit Michelangelo den letzten Schliff zu verleihen. Ob sie nun wahr ist oder nicht, auch diese Geschichte handelt von der Katastrophe der Belagerung, von Heldenmut inmitten des Schlachtengetümmels. Vasari und Salviati gleichen in ihrem Verhalten Michelangelo, der damals die Stadt verteidigte und in San Miniato Befestigungsanlagen baute. Indem sie die Statue des *David* schützten, retteten sie jene Statue, die, wie Vasari selbst sagt, die ›Verteidigung‹ der Stadt verkörperte. Seine Behauptung, er und Salviati hätten rettend eingegriffen, verweist auch auf jene frühere Passage, in der er beschreibt, wie Salviati und andere junge Künstler Zeichnungen der ›besten Werke in Florenz‹ anfertigen. Indem sie den *David* schützten, bewiesen Vasari und Salviati eine ähnliche Hingabe an das künstlerische Patrimonium der Stadt – eine Hingabe, die nicht ohne gewisse patriotische Signifikanz ist.

Dieses Kapitel in Vasaris Leben (oder vielmehr in Francesco Salviatis Leben, denn in dessen Vita dringt Vasari autobiographisch ein) endet damit, daß Giorgios Vater Antonio ihn nach Arezzo zurückbeordert. Francesco wie Giorgio bedauern das sehr, sie müssen sich trennen, obwohl sie einander wie Brüder lieben – ›s'amavano come fratelli‹. Es ist das Ende einer brüderlichen Jugendfreundschaft zwischen zwei liebevollen Künstlerkollegen. Obwohl er es bedauert, seinen Bruder in der Kunst zu verlassen, muß Vasari dem Befehl seines Vaters Folge leisten und aus seiner erwählten ›patria‹ abreisen, um zu seiner Familie und seiner wahren Vaterstadt zurückzukehren.

VASARIS FAMILIEN

In seiner eigenen Biographie am Ende der *Leben* wiederholt Vasari die Vorkommnisse seiner Jugend nicht im Detail, da er nach seinen eigenen Worten bereits von der ›Abstammung seiner Familie‹ gesprochen habe, und auch davon wie sein Vater Antonio ihn ›mit aller Liebe in der Kunst, vornehmlich der Zeichenkunst unterwies‹. Da Vasaris Ausbildung vor allem den Wissenschaften galt, fragt man sich, ob sein langsamer Wechsel von der Wissenschaft zur Kunst so mühelos vonstatten ging, wie er behauptet. Beruft er sich auf Signorellis Autorität und gibt er vor, bei Michelangelo gelernt zu haben, um seine spätere künstlerische Laufbahn zu rechtfertigen, die nicht den Wünschen seines Vaters entsprach? Kann es sein, wie ich bereits andeutete, daß die vielen Geschichten, die er über Spannungen zwischen Vätern und Söhnen erzählt, einen Punkt in Vasaris eigener Biographie und Familiengeschichte berühren, den er gemeinhin zu kaschieren versucht? Jedenfalls schreibt Vasari, daß er kaum in Arezzo angekommen war, als sein Vater Antonio an der Pest starb.

Noch keine zwanzig Jahre alt, mußte Vasari nun die schwere Last der Verantwortung für seine Familie auf sich nehmen; er mußte sich, so berichtet er, nach dem Tod seines Vaters um seine drei Schwestern und seine beiden Brüder kümmern und ihnen helfen. Er arbeitete einige Zeit in Florenz, dann in Bologna, kehrte jedoch, da er seine Familie und seine Verwandten wiedersehen wollte, nach Arezzo zurück, wo, sagt er, sein Onkel pflichtbewußt die Familienangelegenheiten regelte. Er spricht ausführlich über die künstlerischen Studien, die er zu jener Zeit betrieb, als er Tag und Nacht arbeitete (damit erinnert er uns an all seine künstlerischen Vorväter, die sich ebenfalls Tag und Nacht plagten), und setzt seine Mühen in Beziehung zu den Bedürfnissen seiner Familie. Er konnte es sich nicht leisten, die Verantwortung abzulehnen, vor durchwachten Nächten, harter Arbeit und Erschöpfung zurückzuschrecken, denn nun war er, wenn auch allzu früh, selbst zum Paterfamilias geworden.

In die Geschichte seines beruflichen Werdeganges flicht er immer wieder Bemerkungen über seine Familie ein. 1536 erhielt er Vorauszahlungen und Geschenke für die Ausschmückungen anläßlich des Besuchs von Karl V. Einen Teil des Geldes benutzte er, wie er sagt, um die Hochzeit einer seiner Schwestern auszurichten, einen weiteren Teil für eine zweite Schwester, die Nonne wurde. Für sie bezahlte er nicht nur eine ›dote‹ oder Aussteuer, er stiftete dem Kloster außerdem eine Tafel mit einer Verkündigung, die er selbst gemalt hatte. Vasari erwähnt auch, aufgrund seiner vielen Dienste für Cosimo de' Medici habe dieser seinem Bruder Piero ein politisches Amt übertragen und sich Vasaris Verwandten in Arezzo gegenüber gewogen gezeigt. Er erinnert nochmals an das Familiengrab, das er in der Pfarrkirche von Arezzo restauriert hat, denn die dortige Kapelle stand, wie er sagt, ›unter meinem und meiner Familie Patronat‹.

Diese dem Bereich der Familie entlehnten Termini verwendet Vasari auch in jenen Passagen, in denen er seinen Platz in den Familien der Kunst, der Religion und der Politik erläutert. Wenn Pontormo Giorgio Ratschläge erteilt und ihn dabei mit ›figliuolo mio‹ anspricht, führt Vasari uns wieder das Bild dieses verehrten Malers als eines Patriarchen unter Malern vor Augen, ganz wie der biblische Patriarch, dessen Namen er trägt. Michelangelo, dem Vasari diente, erscheint als der größte Patriarch der Kunst, und Vasari war ihm treu ergeben, wie er all seinen ›padroni‹ oder Gönnern treu ergeben war. Besonders galt dies für die ›padri‹ des Klosters Camaldoli und die ›Padri Santi‹, also Päpste, für die Vasari ebenfalls viele Aufträge ausführte. Die engste familiäre Bindung neben seiner eigenen Familie unterhielt er allerdings zum Hause Medici. Mit besonderer Verehrung spricht er von Ottaviano, der Vasari ein Leben lang beschützte und wie einen ›Sohn‹ behandelte. Vasari schreibt: ›Sein Andenken wird von mir stets heilig und hoch gehalten, gleich dem eines liebenden Vaters.‹

Es ist sicherlich bezeichnend, daß Vasari seine Vita mit der Erwähnung seines Vorhabens einer ›dritten Sakristei‹ in San Lorenzo beschließt, ähnlich der von Michelangelo, die ein Grabmal für den Herzog, seine Kinder, seine Mutter und die Herzogin werden sollte. Mit der Planung eines solchen Mausoleums bewies Vasari Sohnesliebe gegenüber jenem Haus, dem er diente, und machte damit ebenso sich selbst Ehre wie seinen ›padroni‹.

VASARIS ›RICORDI‹

Man hört häufig, Vasaris Autobiographie gehöre nicht zu den aufregenden, ja nicht einmal zu den interessanten Biographien in den *Leben*, und das ist fraglos zutreffend, denn er hat uns ja schon (woran er selbst erinnert) in den Viten anderer viel über sein Leben erzählt. Als reine Aufzählung seiner Werke geht Vasaris Autobiographie zurück auf die ›ricordi‹, jene Erinnerungsbücher, die die Florentiner seit dem vierzehnten Jahrhundert führten. Wir kennen beispielsweise die Erinnerungen von Donato Velluti oder auch die von Buonaccorso Pitti und Gregorio Dati. Während es in solchen Familien-Tagebüchern um die Finanzen der Familie ging und folglich geschäftliche Transaktionen festgehalten wurden, führt Vasari, seinem ›Geschäftszweig‹ entsprechend, in seinen Erinnerungen Kunstwerke auf. Vasaris Aufzeichnungen gleichen denen früherer Kaufleute und Bankiers: sie protokollieren Familienereignisse, Reisen und gelegentlich auch politische und gesellschaftliche Vorkommnisse von größerer historischer Bedeutung.

Vasaris Autobiographie gehört ebenso wie die autobiographischen Schriften anderer zeitgenössischer Künstler aus den Jahren um die Mitte des sechzehnten Jahrhunderts – Michelangelo, Bandinelli und Cellini – der Tradition des florentinischen Tagebuchs an. Vasaris farblose Autobiographie erinnert stark an den schnörkellosen Bericht über Beruf und Familie, den Bandinelli seinem Sohn diktierte, und beide unterscheiden sich deutlich von den grandioseren, mythologisierenden Memoiren Michelangelos und Cellinis. Als Michelangelo zu Beginn der fünfziger Jahre des sechzehnten Jahrhunderts Condivi seine Autobiographie diktierte, revidierte er Vasaris Michelangelo-Biographie, die der Schluß- und Höhepunkt der ersten Ausgabe der *Leben* von 1550 ist. Wie erwähnt, beinhaltet Vasaris Darstellung von Michelangelo bereits einen großen Teil von dessen schillernder ›Autobiographie‹ – Vasari hatte schon vieles niedergeschrieben, was Michelangelo ihm erzählt hatte und festgehalten wissen wollte.

Vasaris ›vita‹, wie er sie am Ende der *Leben* erzählt, mag langatmig sein, seine Autobiographie, die sich durch alle Viten hindurchzieht, ist es nicht. Die herausragenden Momente seines Lebens, die Vasari in den Viten von Lorenzetti, Signorelli, Lazzaro Vasari, Salviati, Michelangelo und zahlreichen anderen beschreibt, ergeben zusammengenommen eine Autobiographie, die in ihrer lebendigen Ereignisfülle ebenso mit der Autobiographie vergleichbar ist, die Michelangelo Condivi diktierte, wie mit der, die Cellini einem jungen Schreiber erzählte. Diese drei Werke hängen äußerst eng miteinander zusammen. So revidiert Michelangelos Autobiographie die Biographie, die Vasari bereits nach seinen Gesprächen mit Michelangelo verfaßt hatte, und Cellinis Autobiographie beruht, wie Literaturwissenschaftler nachweisen konnten, ganz erheblich auf Vasaris Rhetorik der Erstausgabe seiner *Vite*. Wie Vasaris und Bandinellis autobiographische Schriften, geben auch die Lebenserinnerungen Cellinis und Michelangelos Auskunft über die Beziehung zwischen der Identität des Künstlers und dem Status seiner Familie. Wir verstehen das Familiengefühl der Künstler besser, wenn wir Cellinis Autobiographie und Vasaris überarbeitete Michelangelo-Biographie in der zweiten Ausgabe der *Leben* aus dem Blickwinkel aller Viten und der in ihnen enthaltenen Autobiographie Vasaris betrachten. Eine solche Lesart vermittelt uns nicht nur ein besseres Verständnis von Vasaris Familiensinn, sondern vom Familiensinn aller Künstler, mit denen er als Freund oder Rivale am Hof der Medici verbunden war, dieser weitverzweigten Familie des Staates, deren Söhne sie alle waren.

VASARI UND CELLINI: PARALLELE LEBEN?

Wenn wir an Cellinis prahlerische Autobiographie denken, fallen uns Szenen des Abenteuers ein, Schwertduelle, die Kämpfe in der Engelsburg, seine Gefangennahme und seine Befreiung, seine Hofintrigen in Rom, Florenz und Frankreich, die Rivalität mit Bandinelli und anderen, seine sexuellen Eskapaden und schließlich sein heroischer Guß der monumentalen *Perseus*-Szenen, die, wie Berlioz bemerkte, dieses Leben zu einer romantischen Oper machten. Auch die Begebenheiten aus Cellinis Kindheit und Jugend sind weithin bekannt, vor allem sein Widerstand gegen den Wunsch seines Vaters, der den Sohn zum Musiker ausbilden lassen wollte. Diese ersten Erinnerungen lohnen eine genauere Betrachtung, denn wir können aus Cellinis ›vita‹ nicht nur lernen, welche Bedeutung die Familie für sein Selbstbild hatte, sondern auch, inwiefern seine Beziehung zu seinem Vater die Gestaltung seiner Autobiographie beeinflußte. Sein Buch ist, nicht weniger als seine herausragenden Schmuckstücke und Skulpturen, ein Werk von außerordentlichem Können, in dem er ein in hohem Maß stilisiertes Bild seiner eigenen Person entwirft – eine Person, die stark von seinem Familiensinn geprägt ist.

Die Geschichte von Cellini, der immer wieder seinem Vater trotzte, indem er sich nicht der Musik widmete, sondern seine Fertigkeiten als Goldschmied übte, der sich mit seinem Vater aussöhnte, nur um ihm wieder zu trotzen, korrespondiert mit einem der Leitmotive von Vasaris *Leben* – die komplexen Beziehungen zwischen Vätern und Söhnen, die er uns ja bereits an vielen fiktiven Künstlerfamilien vorgeführt hat. Ich will noch einmal betonen, daß Signorellis angebliches Eingreifen in Vasaris Leben – als der Patriarch zu Vasaris Vater sagt, er solle seinen Sohn zeichnen lassen, weil Zeichnen ebenso wichtig sei wie die Wissenschaften – durchaus ein Hinweis darauf sein könnte, daß Vasaris Vater seinen Sohn nicht ganz so bereitwillig Künstler werden ließ, wie dieser es später darstellte. Vasaris Vater mag für seinen Sohn eine gediegenere berufliche Laufbahn im Sinn gehabt haben, so, wie ja auch Cellinis Vater seinen Sohn als Musiker sah. Cellinis Geschichte ist ein Melodram voller väterlicher Verwünschungen, Tränen, gegenseitiger Beschuldigungen und Rache, Vasaris Geschichte hingegen ist der stille Weg einer schrittweisen Übereinkunft, in der sich Konflikte lösen. Doch trotz aller Unterschiede im Stil haben Cellinis Autobiographie einerseits und Vasaris Erzählungen über Künstler und ihre Väter andererseits mehr gemeinsam, als man zunächst vermuten mag. Gehen wir dem nach, indem wir uns erneut Cellinis *Vita* zuwenden, und – mit Gedanken an die Autobiographie und die Familienromane in Vasaris *Leben* – auf Cellinis Familiengeschichte achten.

CELLINIS VORFAHREN

Wie Vasari, der vor allem in Lazzaro Vasaris Vita über die Geschichte seiner Familie schreibt, feiert auch Cellini seine Vorfahren. Vasari selbst stammt zwar nicht aus einem vornehmen Haus, ist aber rasch damit bei der Hand, verschiedenen Künstlern eine vornehme Abstammung zu verleihen. Ein treffendes Beispiel hierfür ist die Erfindung, Arnolfo sei der Nachkomme des adligen Lapi Ficozzi. (Auch Michelangelo und Bandinelli lassen keine Gelegenheit aus, ihre vornehme Herkunft zu betonen.) Seine Familie, schreibt Cellini, gehe zurück auf ein ›ehrenwertes und sehr altes Geschlecht‹, und seine Vorfahren stammten aus Ravenna, ›der ältesten Stadt der Welt‹. Sie lebten auch in Pisa und in Val d'Ambra, wo sie mit Waffen zu tun hatten. Damit führt er sein eigenes Geschick im Umgang mit Waffen und auch das seines Bruders Cecchino, des tapferen Soldaten, auf seine ritterliche Herkunft zurück. Als er (wie Vasari) über seine eigenen künstlerischen Wurzeln spricht, erhöht Cellini seinen Großvater Andrea zum Architekten, während er in Wirklichkeit nur ›muratore‹ oder Maurer war.

Cellinis Erfindungsgabe erreicht ihren Höhepunkt in der Geschichte, die er seinen frühesten Vorfahren andichtet. Vasaris Lügenmärchen von seinem Vasen herstellenden Großvater Giorgio, der angeblich die antiken Techniken der Töpferei wiederentdeckte, ist ein bescheidenes Geplaudere im Vergleich zu Cellinis Räuberpistole über seinen Urahnen, den er bis in die Antike zurückverfolgt. Er bezieht sich auf die Stadtgeschichte von Florenz, wonach die Stadt eine Gründung der alten Römer sei, und schreibt, Julius Caesar habe zusammen mit einigen römischen Adligen eine Stadt erbauen wollen, und man habe beschlossen, daß jeder von ihnen eines der Hauptgebäude errichten sollte. Zu Caesars führenden und tapfersten ›Hauptleuten‹ gehörte Cellinis Ahnherr Fiorino da Cellino. Wenn die Soldaten ihn besuchen wollten, verballhornten sie seinen Namen und sagten: ›Andiamo a Fiorenza‹ – gehen wir zu Fiorenza (Florenz). Caesar gefiel dieser Name, daher beschloß er, die Stadt ›Fiorenza‹ zu nennen – obwohl Cellini einräumt, der Name beziehe sich auch auf die Blumenfülle der Stadt.

›Namen sind Folgen der Dinge‹, sagte Dante, und Vasari spielte in der symbolischen Signatur VIRTUTUM OMNIUM VAS mit seinem Familiennamen, wie auch Michelangelo es tat, als er das

Symbol der drei sich überschneidenden Kreise oder ›buone rote‹ erfand. Cellini treibt diese ›Philosophie der Nomenklatur‹ einem neuen Höhepunkt zu, der wahrlich eines Rabelais würdig ist, wenn er nicht nur seinem Urahn den Namen dieser bedeutenden Stadt gibt, sondern obendrein impliziert, nicht er sei nach der Stadt, sondern die Stadt nach ihm benannt worden. Wie Michelangelo sich mit David, dem Verteidiger der ›patria‹ identifiziert, so macht Cellini seinen erfundenen Vorfahren zu einem Soldaten, und der ist eine ›figura‹ seiner selbst. In Cellinis Familiensaga stammt in gewisser Weise ganz Florenz von den Cellini ab, von Fiorino da Cellino. Die Vorstellung von der Familie der ›patria‹ erklimmt ganz neue Höhen, wenn Cellinis imaginierter Urahn der höchste Patriarch der ›patria‹ wird.

Cellini sagt es nicht ausdrücklich – und das ist auch nicht nötig –, aber der Name seines Vorfahren ist auch die Bezeichnung für den Florentiner Goldgulden, den ›fiorino‹. Cellini leitet, wie wir sehen, den Namen seines Vorfahren von der Münze ab und schlägt daraus neues Kapital. Den ›fiorino‹ zierte eine symbolische Lilie, jene ›fiore‹, die Cellini offenbar zu der Behauptung animiert, die Stadt sei sowohl nach Fiorino wie nach den ›fiori‹ der Stadt benannt worden. Dieses Wortspiel nutzt Cellini in einem Sonett, das er seiner Autobiographie voranstellt: ›Ich sproß empor, willkommen (›Benvenuto‹) in der Blume (›fiore‹) dieser würdigen toskanischen Erde.‹ Seine Sprache läßt nicht nur an Vasaris biblische Schilderung von Michelangelo denken, der vom Himmel hinab nach Florenz geschickt worden sei, das Spiel mit ›fiore‹ erinnert auch an Vasaris Gleichsetzung von Florenz mit Flora, der Blumengöttin, und an seine Redewendung ›fioriono in Fiorenza‹, ›es florierten in Florenz‹. In der Sprache Cellinis könnte man sagen, daß sein Ahnherr Fiorino die erste Blume von Florenz war, während er, Benvenuto, dessen letzte Blume ist. Das Blühen der Cellini-Familie ist vom Blühen und Gedeihen der Stadt der Blumen nicht zu trennen.

CELLINIS VÄTER

Cellinis Ursprünge reichen nicht nur in die Antike, ›all' antica‹ zurück, sondern auch bis zur Bibel, denn in der Beschreibung seiner Geburt und seiner Namensgebung finden sich Anklänge an Begebenheiten aus dem Leben der ›Heiligen Familie‹, wie es im Lukas-Evangelium erzählt wird. Cellini schreibt über die Niederkunft seiner Mutter: ›Nun begab sichs, daß sie in der Nacht nach Allerheiligen niederkam, um vier und ein halb Uhr im Jahre fünfzehnhundert.‹ Die Amme wußte, daß Cellinis Eltern mit einem Mädchen rechneten, daher wickelte sie den Säugling in schöne weiße Tücher, brachte ihn zu seinem Vater, der Giovanni hieß, und sagte: ›Ich bringe Euch ein schönes Geschenk, das Ihr nicht erwartet.‹ Cellinis Vater betrachtete das unerwartete Geschenk, blickte gen Himmel und sagte: ›Herr, ich danke dir von ganzem Herzen! Dieser ist mir sehr lieb, er sei willkommen‹ (ben venuto). Alle Anwesenden fragten ihn, welchen Namen er seinem Sohn geben wolle und Giovanni sagte: ›Er sei willkommen‹ (ben venuto). Die Angelegenheit war geklärt, Cellini wurde getauft und lebt, wie er sagt, ›mit der Gnade Gottes weiter fort‹.

Giovanni Cellinis Name bestärkt Benvenuto, seine eigene Geburt und die Reaktion darauf in Beziehung zur Geburt und Namensgebung des Johannes im Lukas-Testament zu setzen. Cellinis Mutter, die nahezu zwanzig Jahre lang kein Kind bekommen hatte, ähnelt Elisabeth, die vor der Geburt des Johannes unfruchtbar gewesen war. Als Zacharias den Namen Johannes (der ›Gott ist gnädig‹ bedeutet) schrieb, waren alle Anwesenden erstaunt, Zacharias lobte Gott für sein Geschenk der Gnade und tat dies in der Sprache der heiligen Propheten. Auch Cellinis Vater gibt seinem Sohn einen äußerst bedeutsamen Namen und dankt Gott für das Geschenk eines Sohnes. Die Freude derer, die bei Cellinis Geburt anwesend sind, erinnert an ›die Freude und den Jubel‹ bei jenen, die von der Geburt des Johannes hörten. Cellini beschreibt seinen Vater später als Propheten und rückt ihn damit noch näher an den prophetischen Zacharias. Wenn Cellini sich selbst als ›Geschenk‹ bezeichnet, erinnert dies auch an das biblische ›Geschenk der Geschenke‹, die Gnade, die sich als Leitmotiv durch das Lukas-Evangelium zieht. Und es erinnert daran, daß Vasari die großen Künstler als ›Geschenk‹ des Himmels bezeichnet, womit er ja ebenfalls an die Sprache der Bibel anknüpft. Wie die Namen bei Vasari, hat auch Cellinis Name hagiographische Bedeutung, denn er erinnert an eine Episode im Leben des Heiligen Buonaventura. Dieser war als Kind krank, da griff der Heilige Franz ein und heilte ihn. Daraufhin rief die Mutter des Heiligen ›o buona ventura‹ – ›oh glückliches Schicksal‹, und so kam der Heilige zu seinem Namen Buonaventura.

Der Vater von Cellinis Vater lebte bei Cellinis Geburt noch, gerade so, wie der betagte Simeon lang genug lebte, um Jesus zu sehen. Cellini sagt, sein Großvater sei damals über hundert Jahre alt gewesen, in Wirklichkeit war er achtzig. Cellini gleicht Vasari, der stets das Alter seiner Helden übertreibt und sie damit zu großen Patriarchen macht.

Cellinis Vater ist der Mittelpunkt zweier fiktiver Begebenheiten in Cellinis Kindheit. Im Alter von drei Jahren kam Cellini zu Giovanni gelaufen und hielt einen Skorpion in der Hand, den er für eine kleine Krabbe hielt. Der Vater nahm Benvenuto das Tier aus der Hand und schnitt dessen giftigen Stachel ab, bevor er dem Jungen schaden konnte. Der Vater sah diese Verschonung vom Tod als günstiges Schicksalszeichen, als ›buon aurio‹. Vielleicht denkt Cellini immer noch an die Geburt des Johannes, die ebenfalls ein ›buon aurio‹, ein ›Augurium‹ war, das von der Geburt Jesu kündete. Wie dem auch sei, jedenfalls klingt in ›buon aurio‹ auch ›buona ventura‹ und ›benvenuto‹ an. Beim zweiten bedeutungsschweren Ereignis seiner Kindheit war Cellini fünf Jahre alt. Cellinis Vater spielte gerade Geige, als er eine Echse im Feuer umherlaufen sah. Er rief Cellini und dessen Schwester herbei, versetzte Benvenuto eine Ohrfeige und sagte: ›Lieber Sohn! Ich schlage dich nicht, weil du etwas Übles begangen hast, vielmehr daß du dich dieser Eidechse erinnerst, die du im Feuer siehst. Das ist ein Salamander, wie man, soviel ich weiß, noch keinen gesehen hat.‹ Diese zweite Geschichte suggeriert visionäre Kräfte bei Cellini und seinem Vater. Aber bedeutet sie noch etwas anderes?

Cellinis erdichtete Begebenheit führt das Motiv der Musik ein, die er als Fluch empfand und die der Quell tiefen Zwistes zwischen ihm und seinem Vater war. Zum zweiten verweist die unvergeßliche Ohrfeige, die sein Vater ihm verabreichte, bereits auf jene Gewalt, mit der sein Vater später auf Cellinis Widerstand gegen seinen väterlichen Willen reagieren wird. Drittens verweist der ewige Salamander auf das Emblem des Königs von Frankreich, Cellinis späterem Auftraggeber, der Cellini ›mon ami‹ nannte (so jedenfalls behauptet es Cellini). Man könnte sagen, daß Cellini sich, mit dieser Vision seines künftigen Ruhms in Frankreich, das königliche Emblem zu eigen macht. Die Geschichte der Geburt Cellinis geht zurück auf die Bibel, die erfundenen Geschichten seiner Kindheit prophezeien seine zukünftigen Erfolge.

EIN VÄTERLICHER FLUCH

Cellinis Vater stand im Dienst der Medici, denn er spielte für Lorenzo den Prächtigen und seinen Sohn Piero Flöte und stand auch in der Gunst Papst Leos X. Cellini erzählt uns, bevor die Medici mit Leo die Macht wiedererlangten, habe sein Vater, der Hellseher gewesen sei, prophetisch geschrieben, dem Medici-Wappen fehle der Umhang des heiligen Petrus. Diese Prophezeiung wurde in ganz Florenz verlesen und erfüllte sich, als mit Leo X. ein Medici Papst wurde. Damit verknüpft Cellini die Geschichte seiner eigenen Familie mit den Medici, wie es ja auch Vasari, Michelangelo und Bandinelli taten. Nicht nur deutet Giovannis Arbeit für die Medici bereits darauf hin, daß auch Cellini für sie arbeiten wird, seine Vorhersagen, die das ›Göttliche‹ spiegelten, wie Cellini sagt, lassen bereits Benvenutos eigene prophetische Kräfte ahnen. Giovannis wie Benvenutos Prophezeiungen, Visionen und Träume kehren auch in jener dramatischen Geschichte wieder, die Cellini über den Konflikt zwischen Vater und Sohn erzählt. Nur selten wurde die Geschichte des Widerstreits von väterlichem Willen und dem Wollen des Sohnes so lebhaft und dramatisch beschrieben wie von Cellini. Im Mittelpunkt der Geschichte steht der Konflikt, der auch Vasari so nachhaltig beschäftigt.
Während Giovanni Cellini hoffte, sein Sohn würde es ihm gleichtun und Musiker werden, widersetzte sich Benvenuto dem ›verfluchten Blasen‹ und wollte unbedingt Goldschmied werden. Giovanni hatte einen Schüler namens Piero, der zu Cellinis Vater sagte: ›Weit mehr Ehre und Nutzen wird Euer Benvenuto davon haben, wenn er sich auf die Goldschmiedekunst legt, als von dieser Pfeiferei.‹ Cellinis Vater geriet vor Wut in Raserei und prophezeite,

Piero werde zu gegebener Zeit für seine Worte, für seine Undankbarkeit bezahlen. In der biblischen Sprache, die seiner persona divina angemessen ist (die, wir erinnern uns, mit der Heiligen Familie verbunden ist), sagte er zu Piero, ›kein schlechter Baum bringt gute Früchte hervor‹ und prophezeite, Pieros Kinder würden zu seinen Söhnen kommen und um milde Gaben betteln. Es war kaum ein Monat vergangen, Piero wiederholte gerade Cellinis Prophezeiung seines bevorstehenden Unglücks, da zeigte sich die Hand Gottes: das Gewölbe von Pieros Haus stürzte ein. Steine und Schutt regneten auf ihn herab und brachen ihm die Beine, kurze Zeit später starb er an den Folgen des Unfalls. Ganz wie Giovanni vorhergesagt hatte, kam Pieros Sohn später zu Benvenuto und bat um Almosen. Cellini legt größten Wert darauf, daß sich niemand abfällig über die Vorhersage seines Vaters äußert, denn durch Giovanni habe ›die Stimme Gottes‹ gesprochen.

Diese Geschichte, ob sie nun wahr ist oder nicht (vermutlich ist sie erfunden), handelt nicht nur von Pieros mangelnder Dankbarkeit gegenüber Giovanni und dem Fluch auf Pieros Familie, sie handelt auch von Benvenutos Gefühl, die Wünsche seines Vaters nicht erfüllt zu haben. Während Piero sich Giovanni gegenüber nicht wie ein guter Sohn verhalten hatte, besteht Benvenuto darauf, er selbst sei ›ein guter Sohn‹ gewesen. Obwohl er gegen den Wunsch seines Vaters in Pisa, Lucca und Rom seine Kunst ausübte, habe er, wie er sagt (als Sühne für seine Sünde?), seinem ›armen, bekümmerten Vater‹ immer Geld geschickt. Dennoch äußerte Cellinis Vater seine ›Betrübnis‹, er hoffte, Benvenuto würde seiner Familie nicht die Ehre ›rauben‹. Cellini fügt ergänzend hinzu, während er in Pisa als Künstler arbeitete, sei er krank geworden und nach Hause zurückgekehrt, da habe sein Vater ihn, obwohl er nicht mehr Flöte spielte, mit großer Liebe empfangen und gesund gepflegt. Blitzt da am Horizont die Parabel vom verlorenen Sohn auf?

Der Kummer, der auf Benvenutos Vater lastet, die Liebe, die er für seinen Sohn empfindet und sein flehentlicher Appell an Cellinis Ehrgefühl sind gewaltig und kommen in den Dialogen auf höchst anschauliche Weise zum Ausdruck. Die Konflikte zwischen Vater und Sohn waren so gravierend, die Gefühle, die dieser Konflikt auslöste, so heftig, daß Benvenuto während seines Rom-Aufenthaltes einen Traum hatte, in dem sein Vater voller Zuneigung nach ihm rief und ihn um der Liebe Gottes willen anflehte, einen neuen Weg einzuschlagen. Als Cellini sich weigerte, nahm der Vater eine furchterregende Gestalt an und ›drohte mir mit seinem Fluch, wenn ich es ausschlüge, und versprach mir, wenn ich gehorchte, seinen ewigen Segen.‹ Auch hier ist die Sprache biblisch, denn es klingt, als sei Cellini vom Wege Gottes abgewichen. Die Warnung des Vaters gleicht Jesus' Ermahnung an die Gläubigen, wenn er sie mit den Kindern vergleicht, die entweder erlöst oder auf ewig verdammt werden. Als Cellini aus dem Traum erwachte, berichtete er sofort seinem Vater davon. Wundersamerweise antwortete dieser, er selbst habe eben diesen Traum gehabt – die Warnung vor einem väterlichen Fluch.

Nicht lange nach diesem Traum von der väterlichen Verwünschung reiste Cellini nach Mantua. Als er nach Florenz zurückkehrte, erlebte er etwas, das man als visionär bezeichnen könnte – vergleichbar mit einem der Schrecken der Hölle. Als er an seinem Haus ankam, sah er in einem Fenster eine widernatürliche alte Bucklige, die ihn verwünschte. Dann kam ein Nachbar, der ihm sagte, daß sein Vater und alle Mitglieder seiner Familie an der Pest gestorben seien. Er fand zwar seine Schwester und seinen Bruder am Leben, aber das Bild der höllischen Hexe und die Neuigkeit vom Ableben seines Vaters sind mit jenem Entsetzen behaftet, das Cellini im Traum von seinem furchtbaren Vater ergriffen hatte. Die widernatürliche Hexe scheint irgendeine Verbindung zu Cellinis Vater zu haben, es wirkt, als sei deren Fluch eine Fortsetzung des Fluchs seines Vaters.

Selbst nach dessen Tod verringerte sich die Bedrohung durch den väterlichen Fluch nicht. Als er in Rom schwer erkrankte und fast am Fieber starb, hatte Benvenuto Visionen von einem alten Mann, in dem er Dantes Charon erkannte, gerade so, als sei der Fährmann gekommen, um ihn in die Hölle hinabzuziehen. Sind wir mit solchen Höllenbildern der Verfluchungen nicht wieder bei Giovannis Verfluchung von Piero, bei Cellinis Traum von der väterlichen Verwünschung angelangt, in dem sein Vater eine schreckliche Gestalt annahm, eine Gestalt wie die der Hexe, die ihn dann verfluchte, auch dies ein Bild des Vaters, der versucht, seinen Sohn für seinen Eigensinn zu strafen? Die Frage liegt nahe, ob alle späteren Konflikte, die Cellini mit seinen ›padroni‹ oder Auftraggebern hatte, Wiederholungen dieses Urkonflikts mit seinem Vater gewesen sein könnten. In einem Gedicht über seine Befreiung aus der Engelsburg schreibt Cellini, ihm sei ein Engel erschienen und habe gesagt, er befreie ihn ›in der Gnade des Vaters im Himmel wie auf Erden‹. Hatte Gott der Vater Cellini endlich vom Fluch seines Vaters erlöst?

Cellini beteuert in seiner Autobiographie bis zum Schluß immer wieder, er habe Gott auf seiner Seite gehabt, aber er vermag uns nicht wirklich zu überzeugen, daß er von dem Fluch erlöst, seinen Frieden fand, denn er selbst spricht auch von seinem ›grausamen Los‹. Er schreibt, er stehe in Herzog Cosimos Gunst, der Herzog tue alles, um ihn froh zu machen. Doch auch diese Beteuerung klingt wenig überzeugend, wer weiß, ob er wirklich erleichtert war, als ihm die Last des *Neptun* abgenommen wurde. Er dürfte es wohl doch als Enttäuschung, ja als Niederlage empfunden haben, daß es ihm nicht gelungen war, sich den Auftrag für den *Neptun* zu sichern. Cellinis Autobiographie schließt mit den Vorbereitungen für eine Reise nach Pisa, wo er den Herzog besuchen will, der seinen Sohn verloren hatte, der ihm teuer war wie sein Augapfel. Cellini könnte durchaus den Verlust des Sohnes als Fluch empfunden haben, der sich gerechterweise über einen ›padrone‹ gelegt hat, der Cellinis geniales Talent nicht angemessen würdigte. Ungeachtet all seiner Erfolge und Siege steht Cellini immer noch im Bann des väterlichen Fluchs. Ohne die ungeheure Fülle und den Facettenreichtum von Cellinis Lebensgeschichte auf einen einzigen Faktor reduzieren zu wollen, können wir doch sagen, daß auf der ganzen Autobiographie das Gefühl lastet, daß er, als er die Kunst der Musik vorzog, seinem ›povero padre‹ nicht jene ›pietà‹ erwiesen hat, die nötig gewesen wäre. Der Konflikt mit dem Vater wurde, wie die Konflikte mit seinen ›padroni‹, neben der Musik zu einem weiteren Leitmotiv seines Lebens.

CELLINIS BRUDER

Die Geschichte, die Cellini über seinen Bruder Cecchino erzählt, ähnelt seiner eigenen. Ihr Vater wollte, daß er sich den Wissenschaften widmete, er aber interessierte sich mehr für Waffen und bewährte sich später als Soldat in der Armee von Giovanni delle Bande Nere, dem Vater von Herzog Cosimo de' Medici. Am Ende aber wurde Cecchino ermordet, und Benvenuto bewies seine Liebe zu seinem Bruder, indem er ihn zum einen ehrte, zum anderen rächte. Cellini erzählt folgende Geschichte: Als Cecchino vom Mord an Bertolo Aldobrandi erfuhr, stieß er einen Schrei aus, der kilometerweit zu hören war. Dann fing er den Mörder und stach dem Schurken ›den Wanst durch und durch‹, doch ein Freund des Mörders fügte Cecchino eine Verletzung am Bein zu, an deren Folgen er starb. Die Geschichte mündet in Cellinis rasende Wut, die der seines Bruders gleichkommt. Cellini fand den Attentäter seines Bruders und hieb den Dolch mit solcher Wucht in ihn hinein, daß er sofort tot war.

Vor diesem Racheakt ehrte Cellini seinen Bruder mit einem Grabstein, über dessen Epitaph er schreibt: ›vorzügliche Gelehrte, die meinen Bruder wohl gekannt hatten, gaben mir eine Inschrift‹. Cellini zerbrach alle Buchstaben von Cecchinos Namen, mit Ausnahme des ersten und des letzten. Die zerbrochenen Buchstaben, erläutert er, stünden für den zerbrochenen Körper seines Bruders, der erste Buchstabe blieb unversehrt in Erinnerung an die von Gott geschenkte Seele, die unzerstört bleibe; der zweite ganze Buchstabe stand für Cecchios Ruhm und Ehre. Cellini fügte sein Familienwappen hinzu, das ursprünglich, wie er schreibt, einen aufgerichteten Löwen mit einer Lilie in der Tatze zeigte. Cellini behauptet zwar, dieses Wappen stamme von seinen Vorfahren aus Ravenna, tatsächlich aber übernimmt er den florentinischen Löwen ›marzocco‹ sowie die florentinische ›giglio‹ oder Lilie, so, wie ja Donatellos *Marzocco* ebenfalls die Lilie auf seinem Schild trägt. (Diese Aneignung florentinischer Symbole erinnert natürlich an Cellinis Mär über seinen Vorfahren Fiorino, nach dem ›fiorino‹.) Cellini schreibt, er habe das angebliche Familienwappen verändert, indem er dem Löwen nicht die Lilie, sondern eine Axt in die Tatzen gelegt habe, damit ihn dieser, wie er schreibt, stets daran erinnere, daß er seinen Bruder rächen müsse.

Die Künstlichkeit dieser fiktiven Symbolik für das Grab seines Bruders, die, wie er prahlt, andere von ihm übernahmen, ist ein Gradmesser für die ›bella maniera‹. Es ist diese Künstlichkeit, die sich im Grunde durch seine gesamte Autobiographie hindurchzieht, die biblischen und dantesken Handlungselemente prägt, die Hyperbel seiner präzise gebauten persona divina. Die Schilderung der Treue zu seinem Bruder veranschaulicht die brüderliche Ergebenheit und Liebe, um die es Vasari bei seiner Darstellung von ›fratellanza‹ oder brüderlicher Liebe zwischen Künstlern geht, ob sie nun wirklich Brüder oder einander nur in brüderlicher Liebe zugetan waren. Erinnern wir uns angesichts von Cellinis Rache für den Tod seines Bruders daran, wie David Ghirlandaio in Passignano rasend vor Wut die Ehre seines Bruders Domenico verteidigte – wenn auch die Umstände natürlich völlig andere waren. Wir können auch an jene Geschichte Vasaris denken, in der Bellini seinen Bruder Gentile ehrenhaft beerdigte. Vasari hat über die Umstände von Gentiles Beisetzung vermutlich gar nichts gewußt, aber wenn er beschreibt, wie Giovanni seinen Bruder ehrte, klingt das durchaus glaubwürdig – vor allem wenn wir es mit Cellinis Schilderung vergleichen. Cellinis Beschreibung der Brudertreue beweist, daß Vasaris Geschichten über brüderliche Liebe zwar häufig erfunden sein mögen, dennoch aber ganz lebensnah sind.

MICHELANGELOS FAMILIE UND VASARIS FAMILIE

Vasaris Darstellung der ›fratellanza‹ unter Künstlern ist, wie wir sahen, stark idealisiert. Aus seinen Geschichten über Künstler, die tatsächlich Brüder waren (die Ciones, Ghirlandaios, Bellinis) und über jene, die wie Brüder waren (Gaddi und Martini, Polidoro und Maturino, Vasari und Salviati) hat er in der Regel alle Konflikte entfernt, die in realen Familien vorkommen. Angesichts des aufbrausenden Temperaments Cellinis und seines Bruders stellt sich durchaus die Frage, ob deren Beziehung wirklich so frei von Zwist und Rivalität war, wie Cellini es in seiner Autobiographie schildert. Wenden wir uns Michelangelos ›carteggio‹ zu, jenen Briefen, die er an seinen Vater Ludovico, seine Brüder Giovansimone und Buonarroto sowie seinen Neffen Leonardo schrieb, denn dort finden wir die anschauliche Schilderung einer überaus gespannten Familienbeziehung, vor allem zwischen den Geschwistern, die Vasaris idealisiertes Familienportrait zurechtrückt. In seinen Briefen ärgert sich Michelangelo über die Bitten seiner Brüder um Geld, betont seine Großzügigkeit ihnen gegenüber, sorgt sich um die Bedürfnisse seines Vaters und rügt seinen Neffen, dem er in geschäftlichen Dingen hilft. Mitgift, ein Laden in Familienbesitz, Mieten, Bauernhöfe, ein Wollgeschäft – das sind einige der Themen dieser Briefe, in denen es ständig um finanzielle Sorgen und Ängste geht, die im Mittelpunkt des Familienlebens stehen.

Michelangelo war oft ziemlich unausstehlich. Er war mißtrauisch und überaus launisch. Dieses Naturell zeigt sich deutlich in seinen Briefen. Sie geben uns ein lebhaftes Bild von den Spannungen zwischen Michelangelo und seinen Brüdern, vor allem von Giovansimone, den er als ›Tier‹ bezeichnete, und selbst wenn Michelangelos Beziehung zu seinen Geschwistern besonders schlecht gewesen sein sollte, erkennen wir in seinen Briefen die (vor allem finanziellen) Konflikte im ›realen Leben‹ aller Künstler, über die Vasari schreibt. Sie erinnern daran, daß Vasari seine Künstler zwar als liebende Brüder idealisiert, daß er aber auch von einigen Künstlern erzählt, die sich wie rivalisierende Geschwister verhalten. Diese Rivalität fällt besonders in Vasaris eigenem Kreis auf. In seiner Autobiographie spottet Bandinelli, Vasari wisse nicht, wo sein Kopf ist. Vasari mokiert sich in seiner Bandinelli-Biographie über dessen Stolz und über Fehler in seinen Kunstwerken. Bandinelli beschimpft Cellini, Cellini revanchiert sich, indem er Bandinelli als Ochse bezeichnet. Cellini macht sich auch über Vasari lustig, wenn er beschreibt, wie der sich während einer Krankheit die schuppige Haut kratzt. Diese Geschwister rennen alle schnurstracks zu Cosimo de' Medici, dem ›padrone‹ ihrer weitverzweigten Hof-Familie, und alle berufen sich in der Bewertung ihrer eigenen Werke auf Michelangelos väterliche Autorität. Cellini und Vasari prahlen, der väterliche Michelangelo habe ihre Werke gelobt, der stolze Bandinelli räumt tatsächlich ein, Michelangelos Kritik an seinen Skulpturen sei zutreffend.

Außer diesen Rivalitäten und weiteren Geschichten über ›invidia‹ zwischen Künstlern, die Vasari erzählt und die natürlich mit brüderlicher Liebe unvereinbar sind, tauchen in den Viten immer wieder Hinweise auf jene realen Familienprobleme auf, von denen

Michelangelos Briefe so beredt Zeugnis ablegen. Ich denke an Vasaris erfundene Bemerkung über Giovanni da Ponte, der sein ›patrimonio‹ verschleuderte, an Agnolo Gaddi, der habgierig ein Leben im Luxus führte, an Donatello, der seine Verwandten rügte, Geld zu wichtig zu nehmen, und an Liberale da Verona, der weder seiner Tochter noch anderen Verwandten zutraute, daß sie sich im Alter angemessen um ihn kümmern würden. Wenn Vasari vorgibt, Correggio sei als Geizkragen gestorben, von den Belastungen der familiären Verantwortung bezwungen, faßt er damit die Schattenseite des Familienlebens zusammen, die immer auf jenen finanziellen Sorgen beruht, von denen in Michelangelos Briefen an seine Verwandten die Rede ist. Wenn wir uns in die *Leben* vertiefen, sehen wir nicht nur die heitere, in Liebe verbundene Familie der Künstler, nicht nur Künstler, die ergeben zu ihren Familien stehen und gern wie die ›Heilige Familie‹ selbst leben würden, wir sehen auch die echten Familien von Künstlern, die mit finanziellen Problemen zu kämpfen haben – Mitgift für ihre Schwestern aufbringen, ihren Brüdern oder Verwandten bei einer Existenzgründung unter die Arme greifen, sich um die Bedürfnisse ihrer Eltern kümmern müssen.

MICHELANGELOS VATER UND VASARIS VATER

Spätestens als Michelangelo für Papst Julius II. arbeitete, war er zum Hauptverdiener seiner Familie geworden, und doch blieb er seinem Vater weiterhin Rechenschaft schuldig. So rechtfertigt sich Michelangelo in einem Brief, den er 1507 aus Bologna an seinen ›verehrten Vater‹ schreibt, nur recht zögerlich dafür, zwei seiner Gehilfen entlassen zu haben, Lapo, ein ›Tunichtgut‹ und ›Schurke‹, sowie Ludovico. Mehr noch, vor diesem Brief an seinen Vater schreibt er an seinen Bruder Buonarrotto, falls die beiden Gehilfen zu seinem Vater kommen sollten, könne er erklären, warum er sie entlassen habe. Seinem Vater gegenüber betont Michelangelo, er habe in dieser Angelegenheit keineswegs gesündigt. Nachdem er den Brief unterschrieben hat, fürchtet Michelangelo offenbar immer noch, daß seine Erklärungen seinen Vater nicht besänftigt haben könnten, und fügt ein Postskriptum an, in dem er im Zusammenhang mit Lapos Beschuldigungen gegen ihn ›nur eines noch‹ erklärt. Hier geht es weniger um die näheren Umstände dieser Geschichte, als vielmehr darum, daß Michelangelo das Gefühl hat, sich seinem Vater gegenüber rechtfertigen, den Vorwurf der Sünde und das harte Urteil seines Vaters abwenden zu müssen. Michelangelos Sorgen erinnern an die große Angst vor den väterlichen Anschuldigungen und Verwünschungen, in der Cellini lebte.

Die Episode von Lapo und Ludovico war nicht der einzige Konfliktpunkt zwischen Michelangelo und seinem Vater. Michelangelo war der Sohn einer ›wohldenkenden, edlen Frau‹ und Ludovico Buonarotti Simonis, und er entstammte, wie Vasari schreibt, der ›edlen Familie der Grafen Canossa‹. Man erwartete also, daß er sich seiner edlen Herkunft entsprechend verhalten werde. Er wurde in eine Schule geschickt, dort aber zeichnete er insgeheim, ja verbrachte seine gesamte Zeit damit. Wegen dieser Zeichnungen, schreibt Vasari, wurde Michelangelo von seinem Vater und seinen Verwandten gescholten, manchmal sogar geschlagen, denn sie erachteten die Kunst ›als niedrig und ihrer alten Familie nicht würdig genug‹. Als Michelangelo zu Ghirlandaio kam, wurde sein Wunsch, sich ganz der Kunst zu widmen, von Tag zu Tag größer, und als Ludovico erkannte, daß er seinen Sohn nicht vom Zeichnen abbringen konnte, beschloß er, daß es keinen anderen Weg gebe als den, ihn bei Ghirlandaio zu lassen. Dieser Konflikt zwischen dem Willen des Vaters und der Neigung des Sohnes erinnert natürlich an den ähnlichen Konflikt in Cellinis Leben.

So, wie sich der Konflikt mit dem Vater in Cellinis Phantasien niederschlug, durchzieht auch Michelangelos Konflikt mit Ludovico seine gesamte Autobiographie. Nachdem er Condivi erzählt hatte, daß er von seinem Vater und seinen Lehrern geschlagen worden sei, erzählte er als nächstes, er habe ein Blatt von Schongauer mit der *Versuchung des Heiligen Antonius* kopiert. Das Sujet dieser Kopie hat viele Implikationen. Es ist sowohl ein Beispiel für Michelangelos Kunst ›alla grottesca‹ als auch für sein großes Geschick, Kunstwerke zu fälschen, wie sich an seinem *Cupido* ›all'antica‹ zeigte. Das Bild des Heiligen Antonius steht auch für Michelangelo selbst, dafür, wie verfolgt er sein ganzes berufliches Leben hindurch war. Er identifizierte sich mit Heiligen und meinte, seine eigene Verfolgung sei jener durchaus ebenbürtig. Überaus bezeichnend ist hier natürlich, angesichts der Schläge seines Vaters, der direkte Vergleich seiner Qualen mit denen des Heiligen Antonius. Michelangelos Geschichte seines eigenen Lebens enthält auch hagiographische Elemente als gepeinigter Heiliger, wie sie auch Cellini kurze Zeit später verwenden sollte, darin ganz Michelangelos Beispiel folgend.

Michelangelos Autobiographie und das durchgehende Thema des Konflikts zwischen Vater und Sohn wird, wie bei Cellini, noch interessanter, wenn wir uns ansehen, was Vasari daraus macht, vor allem bei Cimabue. Wie Michelangelo, ist auch Cimabue angeblich Sohn einer adligen Familie, der, wie Michelangelo, zunächst Grammatik lernen sollte (bei einem ›Verwandten‹, wie Vasari schreibt, womit er die Angelegenheit in der Familie hält). Wie Michelangelo, verbrachte auch Cimabue jede freie Minute mit Zeichnen und schwänzte, wie Vasari schreibt, den Unterricht, um Künstlern bei der Arbeit zuzuschauen. Hier allerdings enden die Gemeinsamkeiten. Während Michelangelo von seinem Vater geschlagen wurde, weil dieser die Kunst als seiner Familie unwürdig empfand und Michelangelo eine Lehre bei Ghirlandaio nur erlaubte, weil er mit seinem Latein am Ende war, gab Cimabues Vater, als er sah, daß Cimabue sich in der Kunst auszeichnete, seinen Sohn bei Künstlern in die Lehre, die er schon bald überflügelte. Dies ist auch Michelangelos Geschichte, denn auch er übertraf schon bald seinen Lehrer Ghirlandaio. Doch das erfundene Leben des Cimabue gleicht dem des Michelangelo, abzüglich der Schläge seines Vaters (und auch, nebenbei bemerkt, abzüglich der väterlichen Tränen und des ganzen Melodrams von Cellinis Biographie). Cimabues Vater ist der Idealvater, der seinem Sohn gestattet, das Studium der Wissenschaften zugunsten der Malerei aufzugeben. Cimabues Vater ist Vasaris eigener idealisierter Vater, der dem Rat des Patriarchen Signorelli folgte und Vasari liebevoll auf den Weg des ›disegno‹ führte.

DER GEIST VON MICHELANGELOS ›VATER‹

Je genauer wir Michelangelos Erzählung über sein Verhältnis zu seinem Vater betrachten, um so klarer wird, daß sie ebenso komplex ist wie Cellinis Schilderung der Beziehung zu seinem Vater. Vasari sagt, nachdem Michelangelo den *Faun* für Lorenzo de' Medici gemacht habe, habe dieser Ludovico Buonarotti gebeten, Michelangelo bei sich aufnehmen zu dürfen und ihm versprochen, ›daß er ihn wie einen Sohn halten werde‹. Vasari berichtet weiter, der Magnifico habe dem Jungen ein eigenes Zimmer gegeben, und Michelangelo habe mit Lorenzos Kindern und ›anderen Personen von Rang und Stand‹, die in dem Haushalt verkehrten, am selben Tisch gegessen. Michelangelo erhielt ein Gehalt, um seinen Vater zu unterstützen, auch gab Lorenzo dem Vater eine Stelle bei der Zollbehörde.

Soweit Vasari. Doch wenn Michelangelo Condivi die gleiche Geschichte erzählt, besitzt sie entschieden mehr Dramatik und Spannung. Lorenzo schickt Michelangelo mit der Nachricht an den Vater nach Hause, daß er ihn sprechen wolle. Als Ludovico das hört, errät er Lorenzos Anliegen und klagt, Lorenzo führe seinen Sohn in die Irre, da er ihn zur Kunst ermutige. Ludovico hält unumstößlich daran fest, daß sein Sohn niemals Steinmetz werden soll. Als er schließlich doch zu Lorenzo dem Prächtigen geht, fragt dieser ihn, welchem Beruf er nachgehe, und Ludovico antwortet, er gehe keinem Beruf nach, sondern lebe von den bescheidenen Einkünften aus dem wenigen, das seine Vorfahren ihm hinterlassen hätten. Daraufhin fragt Lorenzo Ludovico, ob er, bevor er ihn entlasse, etwas für ihn tun könne. Michelangelo zieht schließlich in Lorenzos Haus und bekommt ein Gehalt, mit dem er seinen Vater unterstützen kann, später sorgt Lorenzo dafür, daß Ludovico eine Stelle bekommt. Michelangelos Gönner und neuer Vater läßt seine Möglichkeiten der politischen Protektion spielen, um die Bedürfnisse von Michelangelos Vater zu befriedigen.

So wechselt Michelangelo aus dem Haus seines leiblichen Vaters in das seines Gönners und neuen Vaters, der ihn wie einen seiner Söhne behandelt. Dies alles geschieht, wie wir uns erinnern, nachdem Michelangelo angeblich für Lorenzo einen *Faun* angefertigt hat. Der Faun ist ein doppeltes Sinnbild für Lorenzo und Michelangelo als sokratische Satyre, denn sie waren, wie Platos

Sokrates, berühmt für den Gegensatz zwischen ihrer äußeren Häßlichkeit und ihren inneren Tugenden. In seinen körperlichen Merkmalen, das heißt, in seiner Häßlichkeit, glich Michelangelo seinem ›padrone‹, ganz so, wie häßliche Kinder ihren häßlichen Vätern gleichen. Wenn wir Mäzene als Väter sehen, können wir die Möglichkeit in Betracht ziehen, daß sich nicht nur Cellinis Konflikte mit seinen ›padroni‹ in gewisser Weise auf den ungelösten Konflikt mit seinem Vater über seine Berufswahl zurückführen lassen, sondern daß auch Michelangelos legendenumrankte, turbulente Beziehung zum Heiligen Vater Julius II. in gewissem Maße mit seinem nie bereinigten Vaterkonflikt zu tun hat.

Michelangelo erzählte Condivi, nach dem Tod seines Gönners Lorenzo il Magnifico habe ein gewisser Cardiere, der für Lorenzo gearbeitet habe, eine Vision gehabt, in der Lorenzo ihm in einem schwarzen Gewand erschienen sei und ihm befohlen habe, seinem Sohn Piero zu sagen, daß er aus seinem Hause vertrieben und niemals zurückkehren werde. Cardiere, der zur Lyra improvisierte, wirkt in dieser Geschichte wie eine Art Orpheus mit hellseherischen Kräften. Man kann auch überlegen, ob es sich bei Cardieres vermeintlicher Vision um Michelangelos eigene Vision gehandelt haben könnte. Wenn wir dies annehmen, können wir darüber spekulieren, ob Michelangelo diese Vision möglicherweise sogar erfunden hat, um damit seine Sohnesbeziehung zu Lorenzo zu dokumentieren. Wenn wir uns den weiteren Verlauf der Geschichte ansehen, wird deutlich, warum dies der Fall sein könnte.

Michelangelo diktierte Condivi, er habe Cardiere dringend geraten, Piero von dieser Vision zu erzählen. Cardiere traf Piero in Careggi und erzählte ihm, daß Lorenzo ihm erschienen sei, worauf Piero mit einem abfälligen Scherz antwortete. Der Kardinal Bibbiena sagte zu Cardiere: ›Ihr seid von Sinnen. Wem, meint Ihr, erschiene Lorenzo eher als seinem eigenen Sohn? Erwählte er dafür nicht, wenn es möglich wäre, seinen Sohn statt eines anderen?‹ Michelangelo aber fürchtete, daß diese Vision tatsächlich eine bevorstehende Vertreibung der Medici prophezeite, floh daher aus Florenz nach Bologna und von dort nach Venedig, bevor Piero tatsächlich verbannt wurde. Die Bedeutung dieser Geschichte liegt darin, daß Michelangelo, als guter Sohn, die Warnung des Geistes seines ›Vaters‹ ernst nahm, während sein, sagen wir: Bruder Piero das nicht tat. In dieser Geschichte steht Michelangelo treu zu seinem Vater, er ist der Inbegriff der Sohnesliebe. Lorenzo war hier, wie bei anderen Gelegenheiten, sein symbolischer Vater geworden, auch dies verrät viel über Michelangelos gestörte Beziehung zu seinem leiblichen Vater. Das Bild Lorenzos, das Cardiere (und in gewisser Weise Michelangelo) erscheint, ruft die weniger gütige Vaterfigur ins Gedächtnis zurück, die Cellini in Alpträumen und Visionen erschien.

MICHELANGELO ALS ›PATER PATRIÆ‹ DER KUNST

Indem er ein Mitglied des Haushaltes der Medici, sozusagen ein adoptierter Sohn von Lorenzo il Magnifico wird, steigt Michelangelo auf. Dies aber genügte noch nicht, er übernimmt, wie gesagt, sogar das Emblem der Medici, die drei sich überschneidenden Ringe, und adaptiert diese in sein eigenes Emblem der drei ineinandergreifenden Kronen, die die Künste symbolisieren, die er ausübte. Diese Nachahmung des Medici-Symbols beweist, daß er sich selbst als fürstlich erachtete, ganz wie seine Mäzene, und Vasari schmückt dieses Selbstbild als Fürst, ja als ›pater patriæ‹ weiter aus.

Bei Michelangelos Beisetzungsfeierlichkeiten, die Vasari mitorganisierte, zeigte ein Gemälde Michelangelo von alten und jungen Künstlern umgeben und geehrt. Für Vasari war Michelangelo der ›padre‹ und ›capo‹ der Accademia del Disegno; das Grabbild symbolisierte seinen Patriarchenstatus in der ›patria‹ der Kunst, deren ›pater patriæ‹ er war. Dieser Gedanke ist noch offensichtlicher in einem anderen Gemälde für die Beisetzung, das Michelangelo als Lehrer beim Unterrichten junger Schüler wie in der Kunstschule zeigt. Der lateinische Text des Gemäldes stammt von Lukrez – ›Tu pater, tu rerum inventor, tu patria nobis‹ –, setzt also Michelangelo ganz explizit mit dem Vater der ›patria‹ gleich und folgt darin dem Vorbild von Herzog Cosimos Vorfahren Cosimo dem Alten, der genau einhundert Jahre zuvor gestorben war. Mit Sicherheit war bei Michelangelos aufwendigem Begräbnis die Erinnerung an Cosimos Ruhm sehr lebendig, beging man doch den hundertsten Jahrestag seines Todes. Michelangelo wurde von

Vasari und seiner Akademie zu Grabe getragen, er wurde von seiner Familie der Kunst geehrt.

Noch ein Wort zu dem Gemälde, das Michelangelo beim Unterrichten von Künstlern abbildet. Vasari sagt, es habe gezeigt, wie Michelangelo die Schüler, die seiner ›scuola‹ angehörten, ›freundlich‹ unterrichtete. Das Gemälde symbolisiert nicht nur die Accademia, deren ›padre‹ Michelangelo war, sie macht aus Michelangelo auch eine Art Raffael, der seine Schüler stets höflich behandelte, ganz anders als der wirkliche Michelangelo, der anderen Künstlern gegenüber oft jähzornig, übellaunig und herablassend war. Da Michelangelo Vasaris Buch so sehr dominiert, vergessen wir mitunter Raffael, die zweite Hauptperson, die Vasari in den *Leben* seinen Akademie-Schülern als Vorbild präsentiert. Vasari führt seinen Schülern und seinen Lesern ein Ideal vor, das er zusammensetzt aus Michelangelo, unerreicht in der Wiedergabe der menschlichen Gestalt, und Raffael, einzigartiger Vertreter künstlerischer ›Vielfalt‹. Vasari betont, ein Künstler sollte die besten Eigenschaften beider Künstler in sich vereinen. Ganz in Einklang mit diesem Prinzip der ›concordia Michelangeli et Raphaeli‹ entwirft Vasari mit dem freundlich unterrichtenden Michelangelo für das Beisetzungsgemälde eine Synthese – einen raffaelisierten Michelangelo, gezielt wie jener Raffael dargestellt, der seine Schüler liebevoll wie Söhne behandelte. Vasaris Erfindung mildert Michelangelos wahren Charakter als gestrenger Vater der Kunst, so daß seine Züge wie die anmutigeren Züge eines Raffael erscheinen, des zweiten großen Patriarchen seiner Viten. Die Bilder des raffaelisierten Michelangelo oder des liebevollen Raffael sind der Spiegel, in dem Vasari sich selbst erkennt.

DIE ›LEBEN‹ ALS SOZIALGESCHICHTE

Damit endet Vasaris Geschichte von Künstlern und deren Familien, realen wie fiktiven – eine Geschichte, die mit Cimabue beginnt, dessen weiser Vater seinem Sohn seinen Segen gab, als er sich vom Studium der Wissenschaften abwandte, die sich mit Giotto fortsetzt, der pflichtschuldig seinen Vater um Erlaubnis bat, bevor er zur Ausbildung mit Cimabue fortging, und sich dann über zahllose Familiengeschichten entwickelt, bis sie geradezu mythologisierend im Aufstieg des raffaelisierten Michelangelo gipfelt, dem höchsten Patriarchen der Familie der Kunst. Vasaris Viten sind, wie wir sahen, in hohem Maß fiktional, dies aber mindert ihr historisches Interesse in keiner Weise. Sein Buch ist eine lange, nachdenkliche Betrachtung über Familie, Sohnesliebe, familiäre Verantwortung und über Familienruhm. Es ist das überaus dichte Protokoll eines ungewöhnlichen Menschen, der im sechzehnten Jahrhundert in Arezzo, Florenz und Rom lebte und Italien bereiste, sich und andere im Kontext ihrer eigenen Familie sowie jener Familien definierte, für die sie arbeiteten; es zeigt, wie stark Vasaris Welterleben und Weltsicht vom Ideal der Familie bestimmt wurden.

Die Vorstellung von Familie prägt Vasaris Denken – angefangen bei seiner Vorstellung von ›disegno‹ als ›Vater‹ der Kunst bis zu seiner Beschreibung von Familien in Gemälden, insbesondere der Heiligen Familie. Die Ehre der Künstler ist auch die Ehre ihrer Familien, so wie der Ruhm ihrer Kunstwerke den Ruhm jener Familien spiegelt, die sie in Auftrag gaben. Jacob Burckhardt dachte vor mehr als einhundertdreißig Jahren über die Entwicklung des Individuums in der Renaissance nach, heute konzentrieren sich Historiker, Burckhardt gewissermaßen von innen nach außen kehrend, auf die Fragen, wie das Individuum unter seine Familie und Großfamilie subsumiert wurde und wie sich das Mäzenatentum der Familien zum Staat verhielt, gerade so, als wiederhole sich, in einer kulturellen Umkehrung oder Umwandlung, die Phylogenese in der Ontogenese.

Vasaris Buch ist für jeden, der sich mit der Sozialgeschichte der Renaissance beschäftigen möchte, ein unverzichtbares Standardwerk. Es verdeutlicht, wie stark das damalige religiöse Leben von familiären Bildern geprägt war – ein Beispiel ist die Vorstellung von Brüderlichkeit in der Kirche. Wir haben gesehen, wie das religiöse Ideal der ›fraternitas‹, das auf Paulus zurückgeht, in Vasaris Ideal der ›fratellanza‹ unter Künstlern einfließt. Sein Buch erinnert auch daran, daß sich die Regeln der Familie auf den Staat übertragen, der sich aus bedeutenden Familien zusammensetzt und von mächtigen Familien regiert wird. Der Staat oder die ›patria‹ wird vom Patriziat regiert, von Patriziern, die seine Mäzene sind, die Macht ausüben, und daher sein Patrimonium gestalten und bewahren, so, wie sie das Patrimonium ihrer eigenen Familie schützen und mehren. Der Staat ist ein Patriarchat, dessen beherrschende Gestalten die Familienväter und die Söhne sind. Die Kunst-Patriarchen in Vasaris Geschichte spiegeln diese politische Realität. Im Grunde ist der ›pater patriæ‹ der Paterfamilias, der die Familie des Staates leitet, und der höchste Vater der Kunst, Michelangelo, leitet das ›principato‹ der Kunst auf gleiche Weise, wie die Medici als die Väter der Stadt über Florenz und dessen Einflußbereich herrschen.

Worüber Vasari auch schreibt – sei es über Michelangelos Familiengeschichte als dramatische Geschichte eines Adoptivsohns der Medici, der zum ›pater patriæ‹ wird und damit den Medici ebenso wie der ›patria‹ Ehre macht; sei es über den Aufstieg seiner eigenen glanzvollen Familie und den Beitrag, den er dazu leistete; sei es über die glorreichen, edlen Kunst-Patriarchen der Vergangenheit, angefangen bei Arnolfo, Cimabue und Giotto bis zu Signorelli, den Bellini und Raffael; sei es daß er in zahllosen Anekdoten über finanzielle Probleme, Streit um Geld, Vendetta, über das Elend in den Viten von Parri Spinelli, Filippo Lippi, Correggio und anderen die Sorgen und Nöte des Familienlebens beschreibt – Vasari kreist immer um die Familie und die Familie drückt allem ihre Form auf: dem Bild des einzelnen von sich selbst ebenso wie der Gesellschaft, der Religion, der Politik und nicht zuletzt Vasaris umfangreichem Buch, das ein Werk tiefen Mitgefühls, der Zuneigung und Sohnesliebe ist und durchaus *Die Leben der Künstler und ihrer Familien* heißen könnte. Die *Vite* sind eines der fundiertesten und ausführlichsten Werke über die Familie in der italienischen Renaissance, und wir sind noch immer weit davon entfernt, sie in ihrer atemberaubenden Materialfülle so zu würdigen, wie sie es verdienten, denn sie gehören zu den großen Dokumenten der Sozialgeschichte, die uns heute zur Verfügung stehen.

BIBLIOGRAPHISCHER ESSAI

Bei all meinen Veröffentlichungen über Vasari habe ich vorwiegend mit der von Paola della Pergola, Luigi Grassi und Giovanni Previtali herausgegebenen Ausgabe der *Vite* gearbeitet, (Novara, 1967), die ich wegen ihrer kunsthistorischen Anmerkungen und ihrer gelegentlichen Kommentare zu Vasaris literarischen Intentionen sehr schätze. Grundlegender ist die mehrfach nachgedruckte Ausgabe von Milanesi (Florenz, 1878–1885), in unserem Zusammenhang besonders interessant, da sie die Genealogien vieler Künstlerfamilien aufnimmt, die im Licht neuerer historischer Forschungsergebnisse selbst zum Gegenstand der Forschung werden sollten.

[Die erste und einzige deutsche Gesamtausgabe der *Leben der ausgezeichnetsten Maler, Bildhauer und Baumeister von Cimabue bis zum Jahre 1567* erschien 1832–1849 in der Übersetzung von Ludwig Schorn und Ernst Förster. Für unsere Übersetzung wurde aus dem achtbändigen Nachdruck zitiert, der 1983, neu herausgegeben und eingeleitet von Julian Kliemann, bei der Werner'schen Verlagsgesellschaft erschienen ist.]

In jüngerer Zeit wurde die Erforschung der Geschichte der Renaissance zunehmend zu einer Erforschung der Geschichte der Familie, und die Literatur zu diesem Thema, vor allem über florentinische Familien, geht inzwischen ins Uferlose. *Tuscans and Their Families* von David Herlihy und Christiane Klapisch-Zuber (New Haven und London, 1985) faßt die neueren Strömungen auf diesem Forschungsgebiet zusammen und enthält eine ausführliche Bibliographie. Arbeiten zur italienischen Renaissance berücksichtigen seit geraumer Zeit die Florentiner Patrizierfamilien in Florenz – das heißt, die Mäzene der Kunst – in letzter Zeit konzentrieren sie sich aber zunehmend auf die Familien der Künstler. So hat William Wallaces Buch *Michelangelo at San Lorenzo* (Cambridge, 1994) die Familienfinanzen und Geschäfte des Künstlers zum Thema, Elizabeth Pilliods neuere Forschungsergebnisse über Bronzinos Familie zeigen Bronzinos Beziehung zur Familie Allori in einem neuen Licht.

Ich habe Leon Battista Albertis *Della Famiglia* zwar nur kurz erwähnt, doch sein Werk ist unverzichtbar für das Verständnis vieler Idealvorstellungen von Familie, die sich durch Vasaris *Leben* ziehen. [Die deutsche Übersetzung von Albertis Buch hat den Titel *Über das Hauswesen*, übersetzt von Walther Kraus, Zürich 1962.] Ich habe Vasaris fiktionalisierte Familiengeschichten der Künstler vor dem Hintergrund seiner eigenen Familiengeschichte sowie der seiner Zeitgenossen Bandinelli, Cellini und Michelangelo interpretiert. Mehr über Vasaris Familie erfahren wir in T. S. R. Boase, *Giorgio Vasari: The Man and the Book* (Princeton 1979), ergänzend dazu ist Patricia Rubins wichtiges Buch *Giorgio Vasari: Art and History* (New Haven und London, 1995) zu empfehlen. Bandinellis Aufzeichnungen für seine Familie, die den Titel *Memoriale* tragen, erlauben tiefe Einblicke in seine stark idealisierte Vorstellung von Familie. Die Lebenserinnerungen wurden von Arduino Colasanti veröffentlicht (*Repertorium für Kunstwissenschaft*, Bd. 28, 1905, 406–423). In Cellinis Autobiographie ist die Tiefe seiner Bindung an die Familie sehr stark spürbar. [Auf deutsch hat der Insel Verlag die von Goethe übersetzte und bearbeitete Ausgabe neuaufgelegt. Im Beck Verlag ist eine weitere, von Michael M. Prechtl illustrierte Ausgabe erschienen.] Condivis *Vita di Michelangelo Buonarroti* (Mailand 1964) gibt darüber Auskunft, in welchem Verhältnis Michelangelo zu seiner Familie stand.

Künstlerregister

Italienischer Gepflogenheit folgend ordnet der Verfasser diejenigen Maler, deren Beiname – Familienname, Patronym oder Herkunftsbezeichnung – weniger geläufig ist, unter ihrem Rufnamen ein.

PAUL BAROLSKY

geboren 1941,
ist Professor für Kunstgeschichte
und Literatur
an der University of Virginia.

KUNST, GESCHICHTE, LEBENSART

TORQUATO ACCETTO

Von der ehrenwerten Verhehlung

Wie schön ist die Wahrheit, wie notwendig die Verheimlichung und warum ist der Zorn ihr Feind? Wie man Schmähungen mißachtet, wie es die Kunst des Verbergens zwischen Liebenden geben kann und warum die Verhehlung eine Arznei ist. Accettos Ratschläge aus der frühen Neuzeit, in 25 kurzen, vergnüglich zu lesenden Kapiteln, gehören zum Handwerk einer klugen Lebensführung.

KKB 52. 104 Seiten mit den Holzschnitten der Originalausgabe

PETER BURKE

Die Geschicke des ›Hofmann‹

Zur Wirkung eines Renaissance-Breviers über angemessenes Verhalten

Der Kulturhistoriker Peter Burke untersucht den überwältigenden Erfolg von Baldassare Castigliones Dialogen über den »Hofmann«. Er beschreibt den praktischen Wert für die Zeitgenossen, die das Buch als Leitlinie fürs tägliche Leben benutzten, verfolgt den Wandel des »Hofmann« zu einer bloßen Quellenschrift und bringt schließlich diese beiden Rezeptionsstränge durch neuere Ansätze der Leserforschung zusammen.

Gebunden. 228 Seiten mit 8 Bildtafeln

BALDASSARE CASTIGLIONE

Der Hofmann

Lebensart in der Renaissance

Eine Auswahl wichtiger und unterhaltsamer Tischgespräche aus der Renaissance über Sitten und Kultur, Lebensart und den Umgang von Frauen und Männern miteinander. Mit seinen Thesen zu Bildung und Selbsterziehung erweist sich Castiglione weit über seine Zeit hinausgreifend als Wegbereiter von Tugenden und Maßstäben, die heute noch gelten.

WAT 264. 144 Seiten mit Abbildungen

Die Originalausgabe erschien 1992
bei der Pennsylvania State University Press
unter dem Titel
Giotto's Father and the Family of Vasari's Lives

Verlag Klaus Wagenbach, Ahornstraße 4, 10787 Berlin
Einbandgestaltung von Rainer Groothuis unter Verwendung des Bildes *Die Jungfrau züchtigt das Jesuskind* von Max Ernst. © VG Bild-Kunst, Bonn 1996. Gesetzt aus der Korpus Walbaum Standard durch die Offizin Götz Gorissen, Berlin. Gedruckt auf chlor- und säurefreiem Papier und gebunden von Clausen & Bosse, Leck. Einbandstoffe von Herzog, Beimerstetten. Printed in Germany.
ISBN 3 8031 3589 3